JN258709

Organic Life

老けない
オーガニック

勝田小百合 著

はじめに

みなさま、こんにちは。

私は背骨の矯正をすることで全身の自然治癒力を高める「カイロプラクティック」の治療院を開業するカイロプラクターです。治療院とは別に「アムリターラ」というブランドで、オーガニックコスメやオーガニックフード、サプリメントの開発を10年近くやっています。12歳の育ち盛りの男の子のお母さんでもあり、忙しい毎日をすごす私は今年49歳。いよいよ50歳の大台がはっきりと目の前に見えてくる年齢となりました。

微妙な初期老化の兆しを感じはじめたことがきっかけで、「アンチエイジングの鬼」というブログをスタートしたのが11年前、37歳の時です。「アンチエイジング」と聞くと、自然に逆らうとか、ケミカルなイメージがあるかもしれませんが、私が目指したのは細胞レベルからの真の健康と美容である「ナチュラルアンチエイジング」でした。

生きていくことは変化していくこと。そして成長し、熟成していくこと。いつまでも青いままでいたいわけじゃない。でも加齢による老年病や、生活習慣病はやっぱりないほうがいいし、できるかぎり酸化や糖化や炎症を抑え、細胞レベルで若々しくいたい！　そのための方法を徹底的に探求していくと、そこには「オーガニック」があり、「自然治癒力」がありました。オーガニックとは農薬や化学肥料に頼らず、太陽や土、微生物など自然界の力を活かした農法のことです。そのほかに本質的な、根本的なという意味もあります。

私がオーガニックのお野菜や、調味料を選ぶようになったのは23年前のことです。最初は自然食品店に勤める夫の影響だったのですが、まず「野菜ってこんなにおいしいんだ！」ということに感動しました。調味料や油に関しても「今まで食べてきたものはなんだったんだろう！」というくらい、まずはその味に対して驚き、虜《とりこ》になったのです。まだ若かったのでとりたてて体調にも問題がなかったのですが、オーガニック生活にして数カ月経つと、自分が今まで体質だと思っていた「胃が弱くて、たまに胃痛になる」ことや、「お腹にガスが溜まりやすい」ことや、「生理前にニキビができる」ことなどが、ほとんどなくなっていることに気がつきました。

オーガニックの食べ物というのは、安全性が高いだけでなく、栄養価が高いという利点もあります。私はその時、毎日の食べ物によって人間の体というのはこんなにも変わるんだということにとても感動しました。そしてアンチエイジング研究を極める中で、あらためてオーガニックの大切さや真の意味合いが、心底わかるようになりました。

人間には「自然治癒力」という魔法の力が備わっています。傷をつけたステーキはどんな高級な薬を塗っても修復できませんが、私たちが指を傷つけたら、薬など塗らなくてもいつの間にか治っています。これが体の中にもともと備わっている「自然治癒力」です。ところが現代の生活では化学物質や添加物が増え、自然治癒力で対処できないほど体に負担をかける不自然なものが増えています。自分の修復能力を超えてしまうくらいのＤＮＡ損傷が起きると、がんのリスクだけでなく、シワやたるみ、生活習慣病、そして老化の原因となります。

私は細胞にダメージを与えることをできるだけ避け、受けてしまったダメージを可能な限り無害化し、体に備わっている「自然治癒力」を最高に働かせることこそが「ナチュラルアンチエイジング」だと考えています。

この本は「アンチエイジングの鬼」シリーズとしては8年ぶりの新刊になりますが、この8年の間に、30代とは違う体の変化を感じることもあり、新たな対処法や美容法を探求してきました。また、この間に約２００品目のオーガニックコスメやオーガニック食品の開発を手がけてきたことで、新たに知った事実もたくさんあります。自分で言うのもなんですが、

1冊で10冊分ほどの情報量と熱量！　勝田流の最新版ナチュラルアンチエイジング法をあらゆる方向から徹底的に、丸ごと1冊208ページに書き綴っています。

この本は、最近流行りの、何か1つのことをしたら、あるいは何か1つの食べ物を食べたらすべて解決！　みたいな方法とは真逆にある本かもしれませんが、だからといって書いていることをすべてやらなければ効果がないというわけではありません。みなさんがピンと来たことから、何か1つでも試していただければ、その部分だけでも細胞は変化していきます。自分なりのカスタマイズを少々加えていただいてももちろんOKです！

人間は60兆個の細胞でできていますが、一部を除いてすべて毎日新しく生まれ変わっています。

胃腸は5日、心臓は22日、皮膚は28日、筋肉と肝臓は60日、骨は90日。

要するに3カ月もすれば、ほとんど新しい細胞に生まれ変わって新品なのです。

いつから始めても遅くはありません！　今始めれば早くて3カ月、あなたは別人です！　さあ、私と一緒に今日から老けないオーガニック道を歩いていきましょう!!!

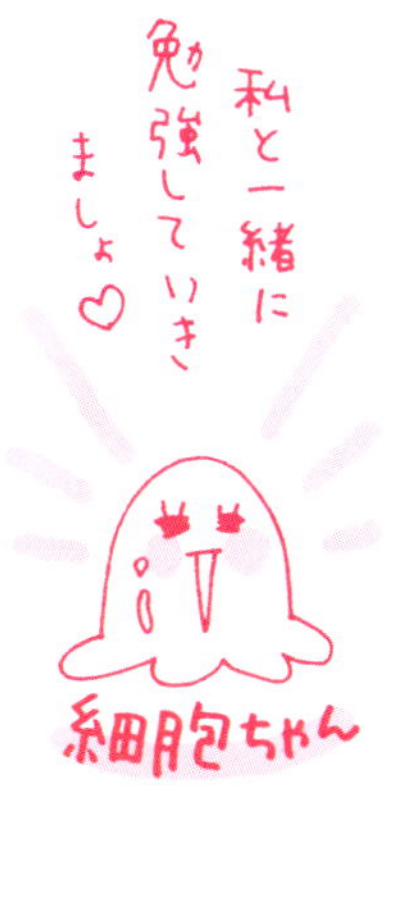

CONTENTS

序章

ナチュラルアンチエイジングの基本の考え方と食生活

ナチュラルアンチエイジングを実現するためには、「3つの基本」があります。そして、その基本を叶えるためには毎日の食生活がとても大切です。

基本となる重要なことなので、本章に入る前に「3つの基本」と、「食べ方10の法則」をわかりやすくまとめてご紹介します。

私が考えるナチュラルアンチエイジングには、3つの基本があります。

ナチュラルアンチエイジングの3つの基本

1 添加物や化学物質をできるだけ避けて、肌や体をさびさせない!

2 オーガニックや野生の植物が持つ、栄養価や抗酸化力、抗糖化力を取り入れる。

3 もともと体に備わっている「自然治癒力」を高め、いらないものは出し、必要なものは取り入れる代謝力を取り戻す。

この本には、この3つを実現させる方法を詳しく書いています。その実現のためにも、毎日の食生活はとても大切。なぜなら私たちの体の細胞は、毎日食べているものの栄養素と常に入れ替わっているからです。本章に入る前に、私が毎日の食事で大切にしている基本の10の法則をご紹介したいと思います。

私がおすすめする食べ方10の法則

1 朝食は、旬のフルーツ少量、あるいは野菜やフルーツを使ったスムージーのみにする。足りなければ小さなおにぎりなどをプラスする。夜は寝る3時間前までに夕食をすませる。

2 食事は野菜から食べ、炭水化物を食べるのはできるだけそのあとにし、炭水化物を食べすぎない。

3 毎日350g以上野菜を食べ、その半分は生野菜にする。できれば自然栽培か有機栽培のものを！　遺伝子組み換え食品は避ける。

4 発酵食品や食物繊維の多いものを食べる。

5 動物性たんぱく質を食べ過ぎないこと。ただし質のいい天然魚やオーガニックミートを適量、週に4日は食べるようにする。それ以外の日は豆など植物性たんぱく質などで不足しないようにする。乳製品は食べない。

6 白砂糖を使ったお菓子類と、油で揚げたお菓子をできるだけ食べない。料理には本みりんを使う。

7 油は低温圧搾のものを選ぶ。酸化した油もの、トランス脂肪酸を摂らない。

8 ミネラルが多い食べ物を食べる。化学調味料は避ける。

9 添加物の多い加工食品を摂らず、食べ物はできるかぎり手作りをする。

10 腹八分目にして、楽しんで良く噛んで食べる♪

ほとんどのことは本文中に詳しく解説していますが、1番と3番と10番に関してちょっと説明します。1番は1830年代にアメリカの医師らによって系統づけられた生命科学の理論「ナチュラルハイジーン」の考え方に基づいたものです。それによると朝は老廃物を排出し、体を浄化するための「排泄の時間」と言われています。

良い排泄のためには、この時間にたくさん食べすぎたり、胃腸に負担をかけるものを食べないほうがいいとされています。でもまったく食べないとぼーっとしたり、昼食で血糖値が上がりすぎてしまいますので、旬のフルーツを少量食べたり、野菜とフルーツのスムージーなどを飲むのがおすすめです。また、眠り始めて最初の3時間に、細胞を修復する成長ホルモンのほとんどが分泌されますが、この時胃に食べ物が残っていると熟睡しづらく、成長ホルモンが十分分泌されません。食べ物は3時間あればある程度消化されますので、寝る3時間前には食事をすませ、水分摂取も2時間前までにするとベストです。

3番は、1991年にアメリカの農産物健康増進基金と米国国立がん研究所が協力して始めた健康増進運動「5 A DAY」に基づいています。1日5皿分（350g）以上の野菜摂

体のサイクル（24時間時計）

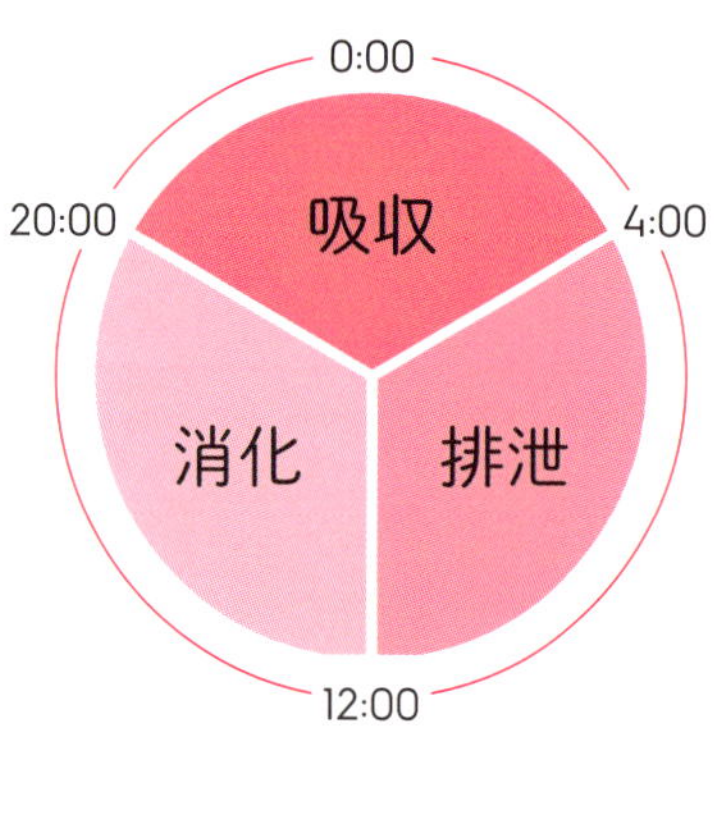

取は、生活習慣病発症のリスクを抑えることがわかっています。

なぜ食べる野菜の半分を「生」にするかというと、加熱されていない野菜には「酵素」が変性せずに残っているからです。酵素は体の中で生きていくのに必要なすべての活動を助けている物質で、体内で作られていますが加齢とともに生産量も減るので、外から食べ物で取り込む酵素も大切です。1920年代のフランスの実験でも、900匹の猫を2つのグループに分けて10年間観察したところ、加熱したエサのみのグループでは心臓病、腎臓病、歯槽膿漏など人間と同じ病気が出て、2代目は死産や持病を持つ猫が生まれるようになり、3代目のメスには不妊症が出現したという結果に対して、非加熱のエサを食べていたグループは何世代にもわたり元気で健康だったというものがありました。野生動物が食べているものもすべて「非加熱」で、人間のような生活習慣病はありません。ただ人間は料理に火を使うようになってから、食料から摂取できる栄養分が増え、脳のサイズが2倍に増えたという説があります。そこで私は加熱と非加熱を半々にするのがちょうど良いのではないかと考えています。

10番目の「腹八分目にして、楽しんで良く噛んで食べる」ですが、これが意外と重要です。あらゆる動物で適切な栄養バランスを保ったまま約40％カロリーを減らしたら、寿命が約1・5倍も伸び、見た目も若々しくなることがわかっています。人間の場合は腹八分目がベストだと言われていますので、食べすぎは禁物です。

新しい美容健康法があれこれ提唱され、時には正反対の情報もあり、何が正しいのか迷ってしまう現代ですが、そんな時、私が持っている鬼流の「モノサシ」をご紹介します。

- **日本の健康長寿地域、世界の健康長寿地域の人たちの食べ方、暮らし方に照らし合わせてみる。**
- **理にかなっているかどうか。エビデンス（根拠、証拠）があるかどうか。**
- **ある程度歴史のある食習慣、生活習慣かどうか。**
- **ナチュラルで、持続可能かどうか。**
- **それが日本人や自分に合っているかどうか。**

こういうモノサシで取捨選択しながら実際試してみて、左脳だけでなく、右脳や五感で感じて判断するのが大切だと思います。

それではさっそく、ナチュラルアンチエイジングを実現するための詳しい作戦に入っていきましょう！

第1章

さびない！

老化を早める大きな原因の１つが「酸化」。毎日の生活で細胞が少しずつさびついていく。それを完全にゼロにはできないけれど、酸化が起きやすい生活のポイントを理解して、できるだけそれを避けること。そして植物の持つ力で酸化を防ぎ、不要なものはできるだけ排出することが大切です。

毎日の生活で、体のサビが増えていく!?

生きることは酸化していくことでもあります。

酸化とは、例えば皮をむいたリンゴが茶色くなることや鉄がさびることですが、これと同じことが私たちの体でも起こっています。こうした通常の酸化以外にも、体にある酸素の一部が活性酸素となって、細胞やＤＮＡを傷つけるという雪崩《なだれ》式の強い酸化があります。

活性酸素は悪者扱いされがちですが、細菌やウイルスが私たちの体で増殖しないために白血球が使っているものなので、ないと困ります。わかりやすく言うと悪者をやっつけるための「活性酸素爆弾」なのです。普通に生きているだけで呼吸で取り込む酸素の約２％が活性酸素になりますが、その程度であればそれを無害化する「ＳＯＤ酵素」などの体内酵素で、ある程度処理をすることができます。

問題はそれが過剰に増えすぎた場合です。**体にとって異物と言える不自然なものが入ったり、負担をかけるようなことを続けると、それを処理するために活性酸素は通常より多く発生**

してしまい、こうなると体内酵素もすべて処理できずに、正常な細胞をも雪崩式に傷つけてダメージが残ってしまうのです。

しかも活性酸素を処理してくれる体内の「ＳＯＤ酵素」は、40歳前後から生産量が減っていくことがわかっています。

活性酸素をたくさん発生させる原因は、紫外線、放射線、電磁波、静電気、喫煙、大気汚染、食品添加物、有害化学物質、残留農薬、酸化した油、トランス脂肪酸、過剰な投薬、過食、過剰な飲酒、過剰な運動、ストレス、睡眠不足だと言われています。

左記のような症状に覚えがあったら、それは活性酸素の仕業かも？

□最近疲れやすい
□肌がくすみやすい
□小じわが増えた
□ちょっと走ると息が切れる
□顔のたるみが気になる
□アトピーの悪化
□関節のトラブル

活性酸素を増やす原因

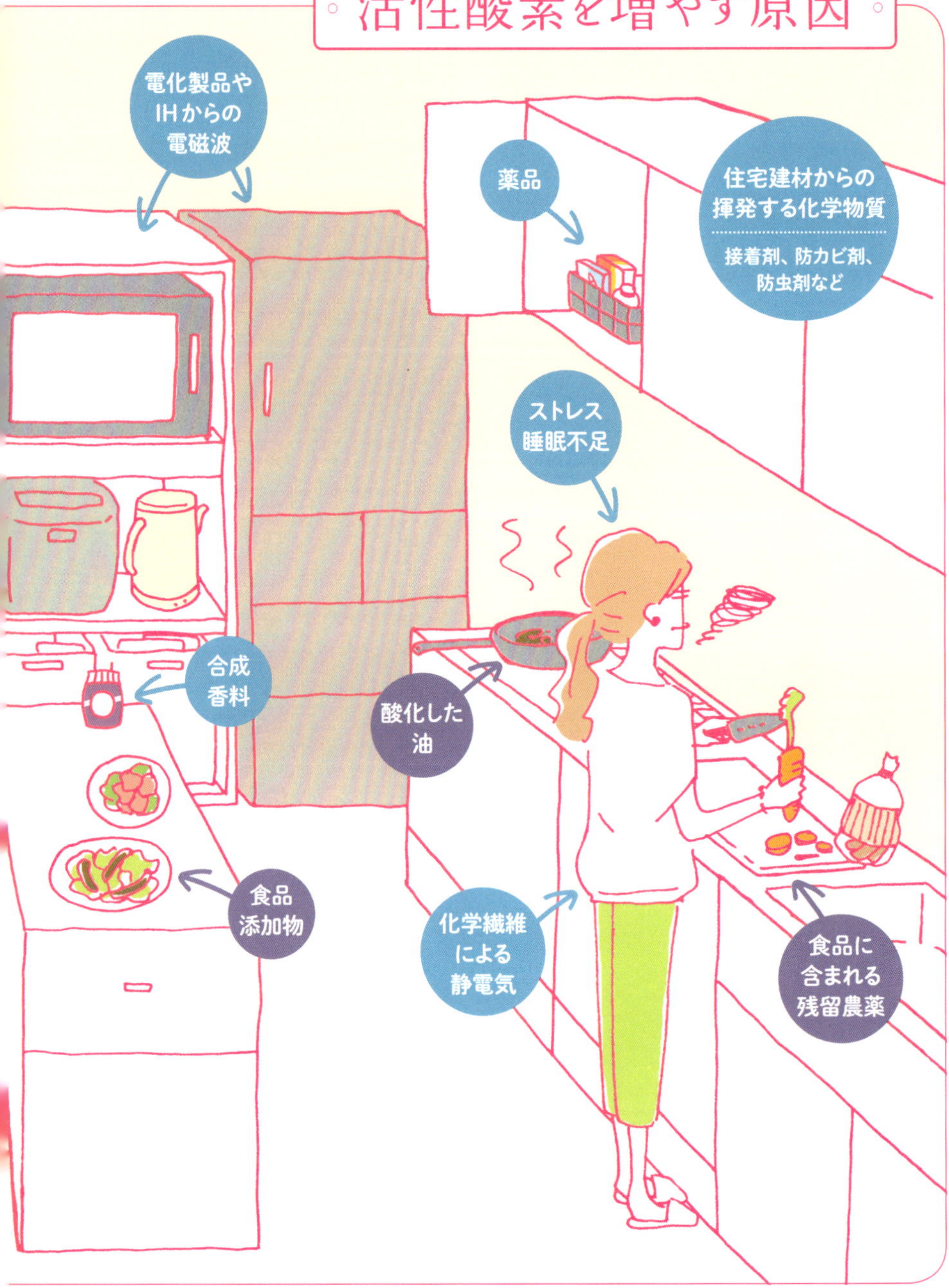

電化製品やIHからの電磁波
薬品
住宅建材からの揮発する化学物質
接着剤、防カビ剤、防虫剤など
ストレス睡眠不足
合成香料
酸化した油
食品添加物
化学繊維による静電気
食品に含まれる残留農薬

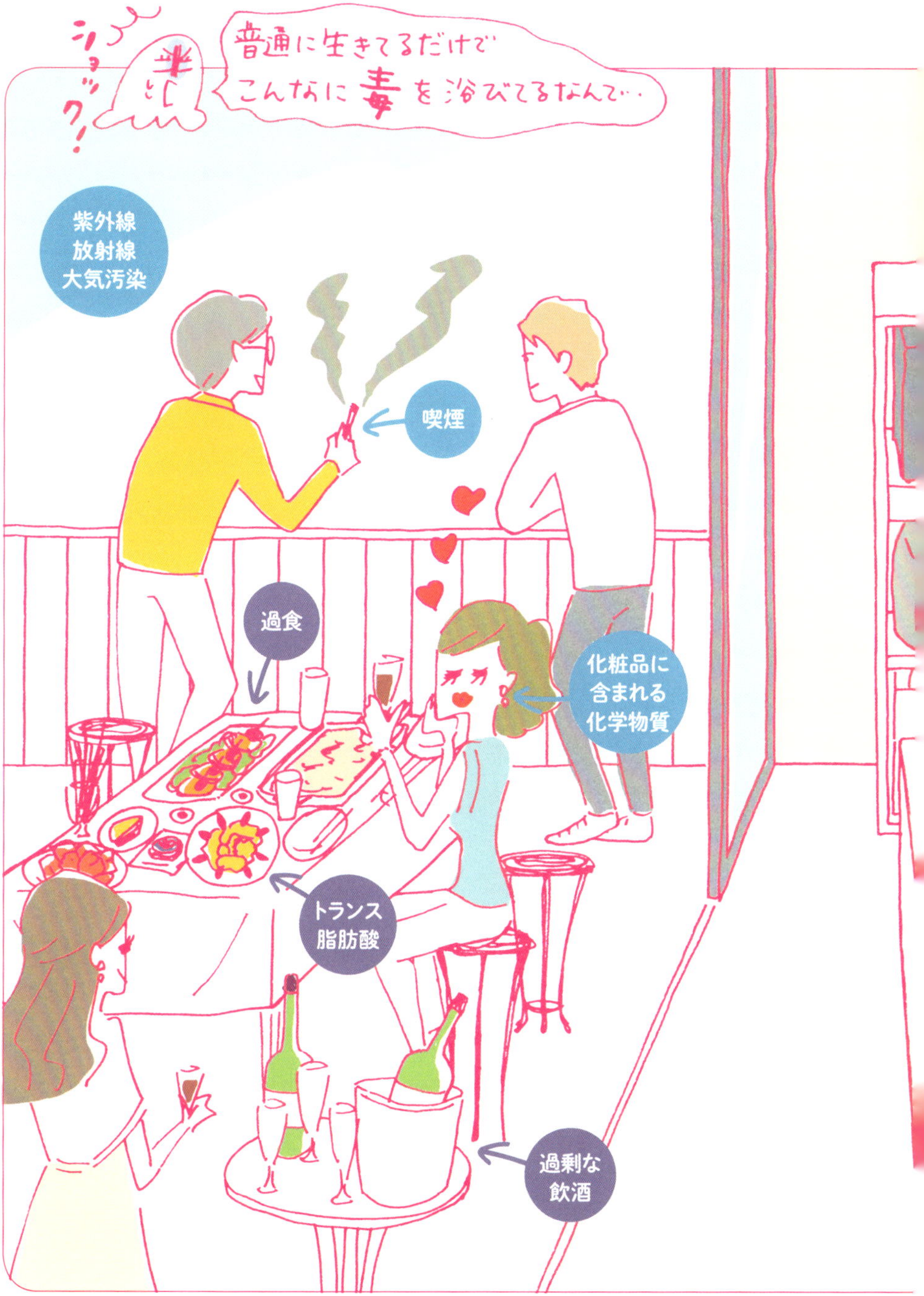
ショック！
普通に生きてるだけで
こんなに毒を浴びてるなんて…
紫外線
放射線
大気汚染
喫煙
過食
化粧品に
含まれる
化学物質
トランス
脂肪酸
過剰な
飲酒

活性酸素を発生させる「日常の毒」を防ぐ方法

活性酸素で体をさびつかせないためには、毎日の生活の中で自覚せずにやってしまっている生活習慣を少し見直してみましょう。

日本では「何かを摂り入れる健康法」が話題になりがちですが、これは「何を摂り入れないか」という引き算の健康法です。全部をゼロにするのはなかなか難しいので、ここではポイントをお伝えして、「日常に潜む毒」をできるだけ減らすヒントにしていただければと思います。

活性酸素の主な種類

スーパーオキサイド

生きるエネルギーATPをつくる時にも発生する。白血球が細菌を攻撃するためにも使われる。もっとも頻繁に発生する活性酸素。

過酸化水素

呼吸など生命活動でも発生する。これ自体の酸化力は強くないが、最凶のヒドロキシラジカルに変化しやすい。

一重項酸素

紫外線や放射線によって発生する。皮膚表面に紫外線があたっても発生し、シミやシワの原因にもなる。酸化力が高い。

ヒドロキシラジカル

強力な酸化力を持った危険な活性酸素。体内で細胞膜や遺伝子を攻撃し細胞を壊してしまうことが多い。

1 残留農薬が多い食品に注意しよう！

まずは選び方を見直しやすい、農産物についてです。

国産の作物は安心なイメージがあるかもしれませんが、実は雨が多いということや、世界一食品の見た目にこだわる国民性もあいまって、**日本の農薬使用量は世界でもトップレベルです**。世界的に問題になっている毒性が強いネオニコチノイド系農薬の残留農薬基準値も、例えばリンゴではアメリカに比べて2倍、ＥＵと比べると2・5倍という現状です。

特に注意してほしい作物は**レタス、チンゲンサイ、春菊、ほうれん草、小松菜などの葉もの野菜**、それから**ねぎ、ブロッコリー、パセリ、セロリ、トマト、ピーマン、なすなど**です。果物も多くてトップは**サクランボ、そしてアンズ、梅、ブドウ、イチゴ、スモモ、桃、ベリー類**です。こうした作物を食べる時は、ボウル1杯の水に重曹を小さじ2杯入れて30秒漬けてからよく洗い、皮をむくようにしましょう。

しかし実は野菜や果物よりも**残留農薬基準値がダントツで高いのは緑茶**です。お茶類は事前に洗う工程もないので、無農薬のものを選ぶのがベストです。

② 10日間オーガニックに替えただけで

環境保護団体の「グリーンピース」さんの実験で、オーガニック食品を食べたことがない、ごく普通の2つの家族が10日間オーガニック食品だけを食べ、その前後で尿検査をしてどう変わるかというのがありました。**実験前は有機リン系農薬が尿中に平均27μgあったのですが、10日後は10μg以下に減っていました。**普通の野菜に残留農薬があるのはわかっていましたが、尿に普通に検出されることにも、わずか10日でここまで減ることにも驚かされました。

拡散性の高いネオニコチノイド農薬も問題ですが、多用されているのは有機リン系農薬です。体に入ると神経伝達物質のアセチルコリンの分解を妨げ、神経の異常な興奮を引き起こし、ひどい場合は死に至ります。

農薬ではありませんが、例えばあの有名な「サリン」も有機リン系化合物ですので、強さの違いはありますが、神経毒としてのメカニズムは同じです。発がん性や、催奇形性、変異原性、生殖毒性があり、狭心症や心筋梗塞、記憶障害、食欲不振、うつ、睡眠障害、アレルギーや子供の多動障害の原因になるとも言われています。

3 自然栽培野菜のすすめ

日常的に食べる野菜のすべてを無農薬にするのは、なかなか難しいかもしれませんが、**まずは洗えないお茶類、残留農薬の気になる野菜や果物を中心に、一部でも無農薬のものに替えていくだけでも体への負担が減ります**。活性酸素を無害化する抗酸化成分は野菜や果物の皮付近に多く含まれているので、無農薬であれば皮ごと食べられるのも嬉しいです。

特に私がおすすめしたいのは、農薬も有機肥料も使わない「自然栽培野菜」。野山に自然に生えている植物をお手本に、自生に近い環境で栽培するので作物の生命力が強く栄養価も高くなります。自然栽培の作物には、過剰肥料によって増加する「硝酸態窒素」が少ないことも大きなポイントです。「硝酸態窒素」はアミノ酸と結びつくと体内で発がん物質になってしまうからです。ぜひ一部でもいいので、自然栽培のものを取り入れてみてください。

自然栽培の宅配

ハート
http://www.810shop.jp/

そら
http://www.muhiryou.com

ハーモニックトラスト
http://www.naturalharmony.co.jp/trust/

4 台所にない成分名が多い加工品を食べない

今、日本で許可されている食品添加物は約1500種類です。アメリカは約130種類、フランスは約30種類、イギリスは約20種類ですから日本がいかに添加物パラダイスかわかると思います。**コンビニのサンドイッチには約80種類、お弁当には約200種類の添加物が入っています**が、一括表示とか、キャリーオーバー成分扱いですべて表示していないので、そんなに入っているとは思われていないのではないでしょうか。添加物1つ1つの安全性はマウスの実験で確かめられて配合量を決められていますが、100種類も摂った時の安全性は確認されていません。しかも農薬や添加物の害は、3世代目に初めて出る場合もあるそうです。

1500種類もある添加物名を覚えていられませんが、**そんな時使える「モノサシ」は、原材料に台所にあるような食品名以外が書いていないかどうかです**。例えば食品の黒ずみを防ぐ「亜硝酸Na」、保存料の「ソルビン酸」など。ちなみに亜硝酸Naは0・18~2・5gが致死量ですが、ハムやウインナーには1kgあたり0・07gも許可されています。ソルビン酸やソルビン酸Kは成長抑制、精子減少に関わると言われています。

5 お醤油、油には遺伝子組み換えの表示義務がない

日本には遺伝子組み換え作物（ＧＭ作物）が大量に輸入されています。大豆、菜種、トウモロコシ、甜菜、じゃがいも、アルファルファ、パパイヤ、綿です。この中でトウモロコシと大豆と菜種が一番多量に私達の口に入っています。例えば日本に多く入ってきている「Ｂｔトウモロコシ」というＧＭトウモロコシは、殺虫性のタンパク質で害虫を殺してしまいます。人間の場合は、食べても成分が腸で破壊されるから安全と言われていましたが、２０１１年にカナダのシェルブルック大学病院センターの医師らが採血して調べたところ、妊娠した女性の93％、胎児の80％、非妊婦の69％からこの殺虫成分が検出されたという調査結果が発表されています。

日本の場合、納豆や豆腐など遺伝子組み換えの表示義務があるものにはこうしたＧＭ作物はまず使われていませんが、**表示義務のない油、お醤油、人工甘味料、発泡酒、家畜の飼料に使われています**。特に大豆の自給率は約５％で、輸入大豆の多くが米国産ＧＭ大豆のため、日本のかなりのお醤油がＧＭ醤油となっています。

⑥ きのこ類、山菜、魚介類は放射性物質に気をつけて

２０１１年の原発事故のあと、日本では原発由来の放射性物質が海からも空気中からも飛散しています。食品には１００Bq／kgの基準値が設けられていますが、例えば99Bqの食品をいつも食べて本当に健康を維持できるかは不安が残ります。放射線の害はそれ自体でＤＮＡを切るのが3割、放射線によって発生した活性酸素で切るのが7割と言われます。小さい子供の場合は大人の数倍影響が大きいです。

すべての食品に気を配るのは大変ですが、放射性物質を吸いやすい傾向にある食品だけでもわかっておくといいと思います。私と息子が４年前に放射能検査を受けた病院でも指導されたことですが、**太平洋側（静岡あたりまで）の魚介類、回遊魚、東日本の川魚、山菜、タケノコ、れんこん、きのこ、落花生、梅、スモモ、ベリー類、乳製品、大豆、猪肉、鴨肉などには注意が必要**とのこと。

こうしたものを購入する時は放射能検査結果や、検査の検出限界値が１Bqかそれに近い低い値であるかどうかを問い合わせるようにすると安心だと思います。

7 電磁波の避け方

日本ではまだ認められていませんが、「電磁波過敏症」と呼ばれる症状があります。初期症状は**顔のほてりや、携帯電話を耳に当てた時に耳の周辺が熱い、そして吐き気や頭痛、耳鳴りなど**です。スウェーデンやアメリカではすでに認められており、WHOでも存在を認めています。スウェーデンの2003年の研究発表では微量な電磁波でラットの脳に損傷をもたらすとされ、2004年の欧州7か国での研究発表でも、携帯電話と同レベルの電磁波がDNAを傷つけるとされました。

健康被害とまではいかなくても、活性酸素を発生させているのは間違いない日常的な電磁波。いったいどう防ぐべきでしょうか？　まず携帯電話の基地局の近くにはできるだけ住まないにこしたことはありません。そして携帯電話はSAR値が低いモデルを選び、通話はイヤホンマイクで。電子レンジは電源を入れたら2m以上離れ、IH調理器は使わないのがベスト。家の電話も無線の子機ではなく有線のものを。コンセントやアダプターの近くでは寝ないこと。その他の家電からはできるだけ距離をとりましょう。

8 自然施工住宅のすすめ

私たちは1日に飲み物約2kg、食べ物約2kgを口に入れますが、それよりも体に多く入ってきているものがあります。それは空気です。私たちは1日約18kgもの空気を吸って生きているのです。そう考えると、**過ごす時間の長い自宅の空気は重要です**。

国土交通省の平成17年の調査では、室内のホルムアルデヒドや、トルエン、キシレン、エチルベンゼン、スチレン、アセトアルデヒド濃度はだいぶ減ってきています。ただ、それ以外の化学物質に切り替わっているだけで、**新築に入居後体調変化が起きた方は、むしろ増加しているそうです**。私は昔やった化学物質に関する尿検査で、尿にキシレンやトルエンが出てきて驚いたことがあるのですが、それは自宅の壁から揮発してくる接着剤や塗料に含まれていたものでした。そして自宅を防カビ剤を含まない無垢材や漆喰、そして接着剤ではなく、釘や米糊を使う天然施工でリフォームしたところ、毎日本当に空気が違うことを実感しました。

もしリフォームや新築をする場合は、天然施工ができる工務店さんを選ぶといいと思います。関東なら、磯崎工務店（http://www.isozakikoumuten.jp/）がおすすめです。

9 お酒、運動、睡眠について

活性酸素は通常の量であれば、体が持つＳＯＤ酵素で処理できますが、**過剰な飲酒や過剰な運動など「過剰な〇〇」によって大量発生しやすいものです**。

例えばアルコールを飲むと、肝臓で処理する時に大量の活性酸素を発生させてしまいます。適度な飲酒は、善玉コレステロールを増加させ、動脈硬化を抑制し、血液系のがんや、前立腺がんのリスクを下げますが、百薬の長と言えるお酒の量はビールで言うと中ビン1本、日本酒だと1合、ワインだとグラス2杯までです。また、アスリートに60代で亡くなる方が多いのは活性酸素のせいだとも言われています。運動もやりすぎると逆効果になりますので、自分の限界から少し負荷をかける程度に留めましょう。

そして**睡眠中は傷ついた細胞を修復するとても大切な時間**。睡眠不足を避け、できるだけ深夜12時までにはベッドに入り、7時間は睡眠時間を確保できるようにしましょう。日本やアメリカで行われた調査では、睡眠時間が7時間前後の人が一番死亡率が低く、それ以上でもそれ以下でも死亡率が上がったそうです。

10 天然素材を着る

冬にドアノブでバチッと静電気が発生しやすい人は要注意です。体の中の活性酸素によって血流が悪くなっていると体がプラスに帯電していて、金属はたいていマイナスに帯電しているため両者が接触した時に電気が流れやすいという説があります。こういう人は体内でも静電気が起きやすく、**絶縁体である脂肪に溜まりやすく血管の劣化や動脈硬化を促進し、むくみやすくなる**とも言われています。

体表の静電気が放電する時、約3万ボルトの電圧があるのですが、これも体に悪影響です。静電気によって交感神経を刺激しアドレナリンが分泌され、血糖値が上昇し、血中ビタミンCやカルシウムが減りやすくなるというデータもあります。

静電気を防ぐには、まずは化学繊維の服をやめて天然素材の服を着るようにすると良いと思います。天然素材の服は適度に水分を含むので、静電気が発生しにくく、保湿力のない化学繊維は静電気が発生しやすいことが知られています。特に麻、綿、絹はプラスにもマイナスにも帯電しにくいのでおすすめです。

こちらの表を見てください。上下に離れている組み合わせほど、静電気が発生しやすくなります。アクリルにナイロンなどは最悪の組み合わせですし、ウールの裏地がポリエステルなのも静電気が発生しやすくなります。

私は5年前から化学繊維を着るのをやめ、下着を中心にすべて天然素材のものだけを身にまとうようになりました。綿の場合はオーガニックコットンにしていますが、本当に体が楽で疲れにくく、お肌も乾燥しにくく、しっとりしたように思います。シーツやまくらカバーもコットンやシルクがおすすめです。

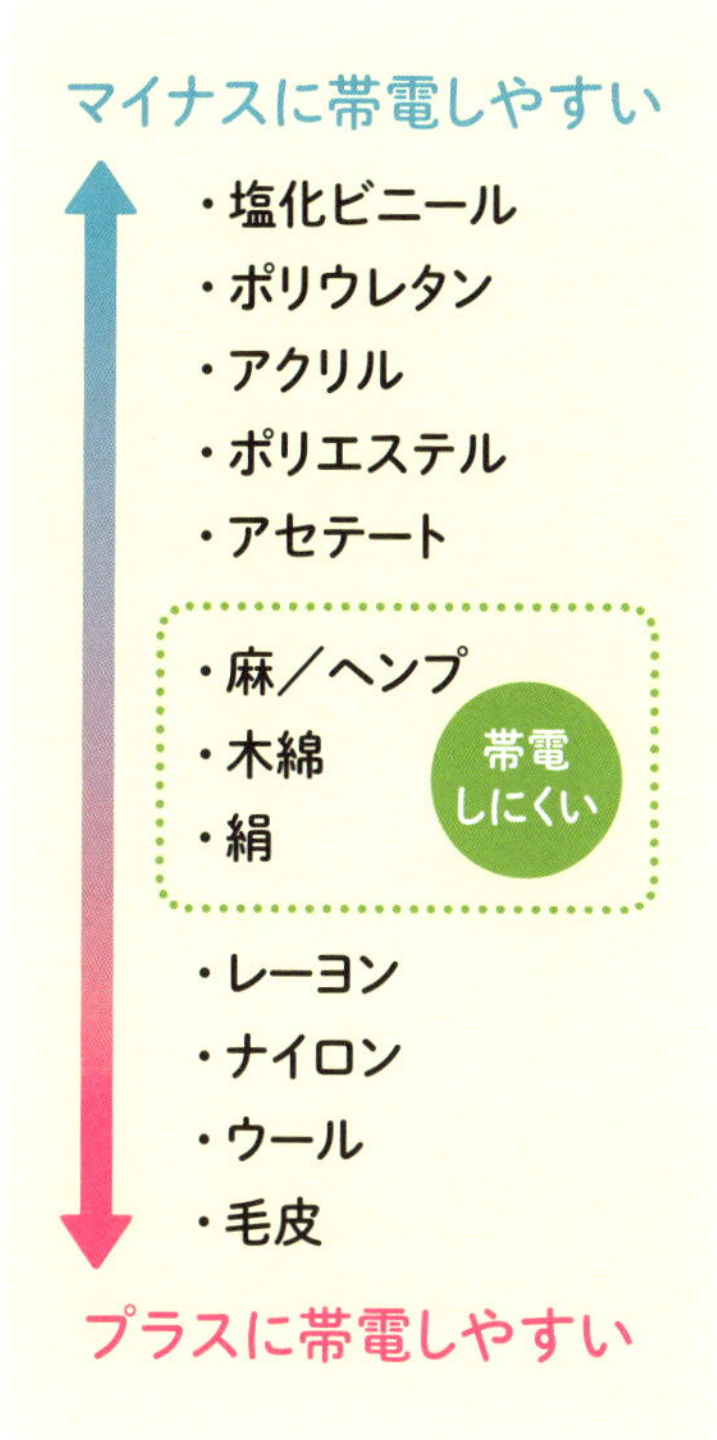

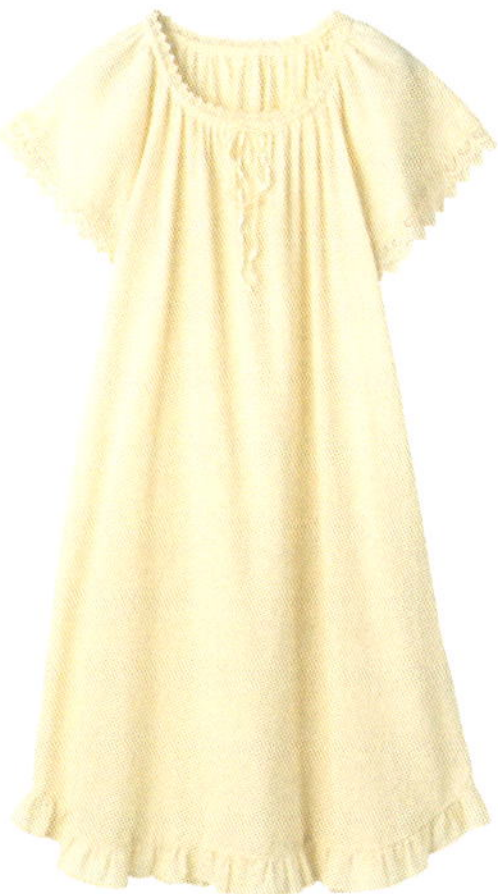

nanadecorのオーガニックコットンドレスはいつも愛用。アネモネスリーブドレス ¥23,000＋税（nanadecor）

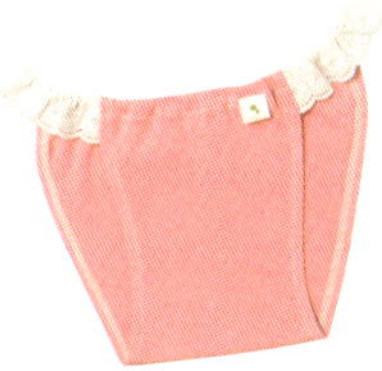

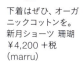

下着はぜひ、オーガニックコットンを。新月ショーツ 珊瑚 ¥4,200＋税（marru）

11 薬を飲む前に試したいナチュラルメディスン

日本人は世界一薬が好きな民族と言われ、医療費は膨らむばかり。高齢化社会もあいまって、多剤処方は当たり前となっていますが、**薬には必ず副作用があり、アメリカでは年間約10万6千人が薬の副作用で死亡しているそうです**。日本ではこうした副作用死の調査は行われていないのでデータがないだけで、おそらく相当な人数になると思われます。

さて、そんなアメリカでも風邪は寝ていれば治るということで、風邪薬は保険の適用から外れていますが、日本では風邪だというと「お医者さんに行った?」と聞く人がまだまだ多いようです。もちろん症状がひどい場合は緩和する対症療法に頼ることもありだと思います。しかし風邪自体はウイルス性ですので、抗生物質は効きませんし、発熱は自分の免疫細胞を活発にするためなので、むやみに下げないほうがいい場合が多いです。炎症を併発しないよう**「念のため」処方される抗生物質による「抗生物質耐性菌」の問題が全世界で起きています**。

どうしても必要な薬を否定するつもりはありませんが、免疫細胞の手助けをする観点から、安易に薬に頼る前に我が家で愛用中のものをいくつかご紹介します。

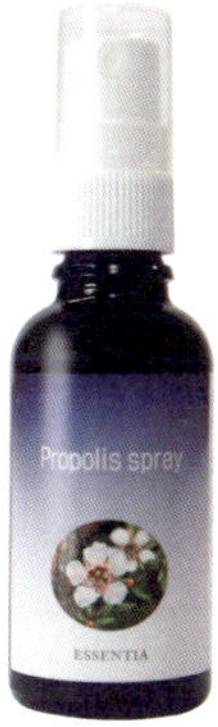

プロポリススプレー
¥2,800＋税（エッセンチア）

プロポリススプレー

プロポリスはミツバチが巣を守るためにつくる抗菌物質ですが、ここにマヌカハニーとブナハニー、ペパーミント、レモンマートル、ユーカリラディアタ、ティートゥリー、クローブの精油を入れた最強スプレー。喉からくる風邪に。

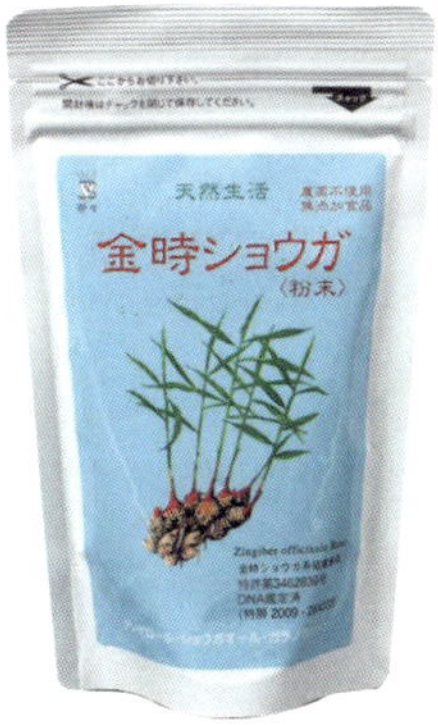

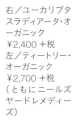

金時ショウガ粉末
¥2,500＋税（茶々）

金時生姜＋梅干し＋玄米茶

風邪かな？　と思ったらすぐ飲むのがこれです。熊本産自然栽培の玄米を焙煎したお茶に梅干し１個と金時生姜粉末ティースプーン１杯を入れて飲むだけ。金時生姜は普通の生姜の４倍くらいの薬効があり陰性に傾いた体を一挙に陽性に引き戻します。

右／ユーカリプタスラディアータ・オーガニック
¥2,400＋税
左／ティートリー・オーガニック
¥2,700＋税
（ともにニールズヤードレメディーズ）

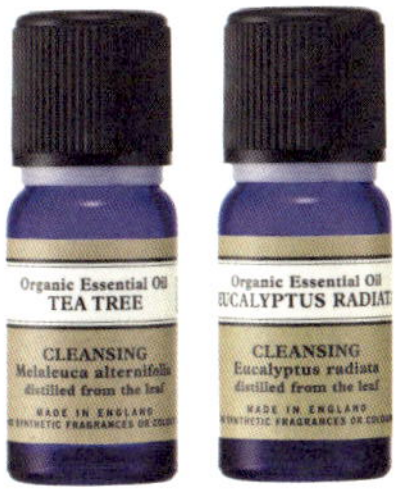

ユーカリラディアタ、ティートゥリーなどの精油

抗ウイルス作用があります。私は主に風邪やインフルエンザの予防に使いますが、マスクに精油をたらしたり、アロマ加湿器で漂わせたりしています。ウイルスは湿度40％以下になると空気中を漂うので、湿度40％以上をキープしましょう。

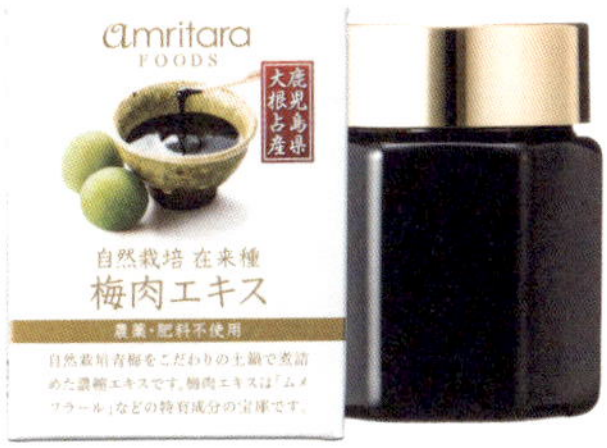

自然栽培梅肉エキス
¥5,000＋税（amritara）

梅肉エキス

青梅の果肉を搾った青汁を８日間煮詰めたもの。ウイルスや細菌、真菌などを排除する働きがあります。「エポキシリオニレシノール」という成分にはインフルエンザウイルスの増殖を防ぐ作用もあるそうです。血流も良くしますし、お腹がゆるい時にも◎。

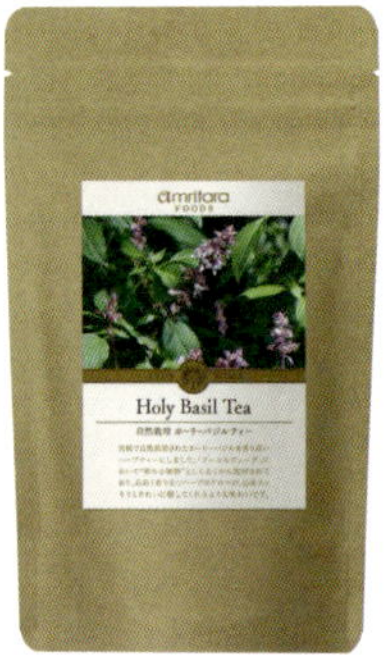

自然栽培ホーリーバジルティー
¥1,000 +税（amritara）

エルダーフラワー、エキナセア、ホーリーバジル（ハーブティー）

エルダーフラワーは鼻水など風邪の初期症状の緩和、気管支炎に良く、エキナセアは免疫力を高め、抗ウイルス作用があるハーブ。ホーリーバジルはインフルエンザ、風邪の予防のほか、頭痛、呼吸器疾患、肝機能の低下、胃炎、むくみ、冷え性にも◎。

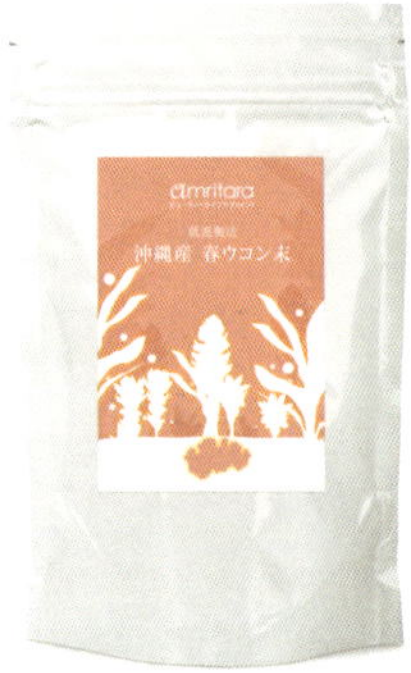

RAW春ウコン末
¥3,000 +税（amritara）

春ウコン

精油成分が秋ウコンに比べ約６倍、ミネラルが約６倍ほど多く、風邪やウイルス性疾患、ヘルペス、炎症全般、花粉症、皮膚炎、自己免疫疾患、関節炎、肝機能向上、健胃などに効果があります。免疫を上げてくれる植物です。

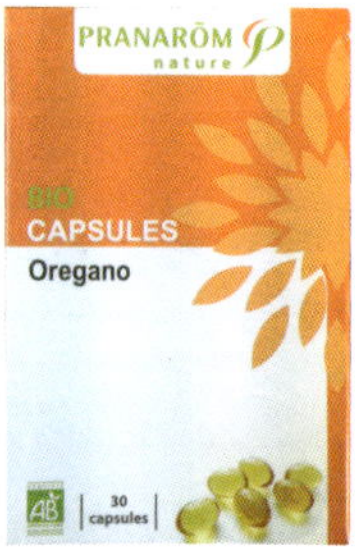

オレガノ・カプセル
¥3,200 +税（健草医学舎）

オレガノ

天然の抗生物質とも呼ばれるオレガノの精油のカプセルです。抗生物質と違い耐性菌をつくる心配はありません。抗真菌、抗菌、抗ウイルス、抗炎症、抗酸化作用があります。カンジダ症、O-157、気管支炎、鼻炎、歯肉炎などにも効果があります。

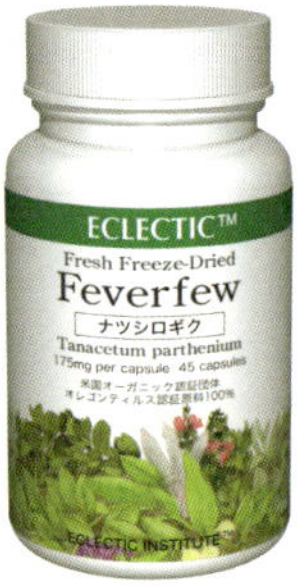

ナツシロギクＦＦＤ４５
¥3,500 +税（ノラ・コーポレーション）

ナツシロギク

ヨモギギク属のハーブで、天然のアスピリンとも呼ばれ、主に頭痛や生理痛、関節痛、その他歯痛、筋肉痛、肩こりにも効果が高いと言われています。子宮の収縮作用があるので妊娠中の方、授乳中の方、２歳以下の幼児は摂取しないでください。

それでも溜まる毒には、とにかくサビ取り!!

残留農薬や添加物、遺伝子組み換え作物、放射性物質、化学物質、静電気、電磁波、過剰な薬品などできる限り日常の毒を避け、ナチュラルな過ごし方をすることはとても大切ですが、大気汚染や環境中の化学物質など、どうしても体に入ってきてしまうものもあります。

有害物質を処理する時に体内で発生する活性酸素を無害化するのがＳＯＤ酵素などの抗酸化酵素ですが、**食べ物の中にもＳＯＤのような抗酸化の働きをするものや、「フィトケミカル」と呼ばれる有効成分を持つものがいろいろとありますので積極的に取り入れていきたいものです**。

「フィト」というのはギリシャ語で「植物」という意味で、「ケミカル」は化学物質。要するに「植物由来の有効成分」のことを指します。フィトケミカルの効能がわかってきたのは、まだまだこの15年ほどのお話。フィトケミカルの効果はさまざまな実験で明らかになってきており、活性酸素を無害化する働きを持つものが多いのです。

活性酸素をやっつけるフィトケミカル

フィトケミカルとは植物が持つ有効成分のこと。植物に含まれる色素や香り、アクなどに含まれる成分で、抗酸化作用、抗炎症作用、抗ガン作用などがあります。

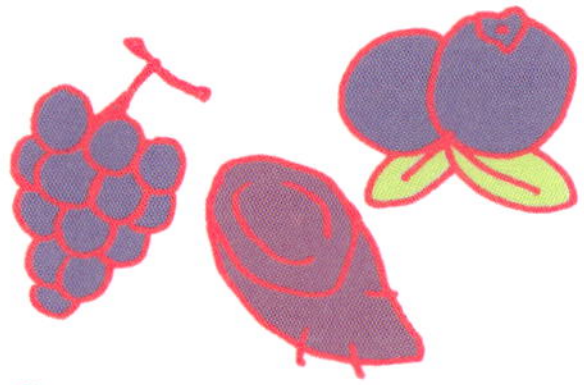

アントシアニン

ブドウ、マキベリー、ブルーベリー、プルーン、イチゴ、なす、紫芋、ビーツ、さつまいも、赤キャベツなどが持つ紫色の色素で、抗酸化作用のほか、視力向上、肝機能改善作用があります。ビタミンCを同時に摂取すると、抗酸化作用がより高まります。

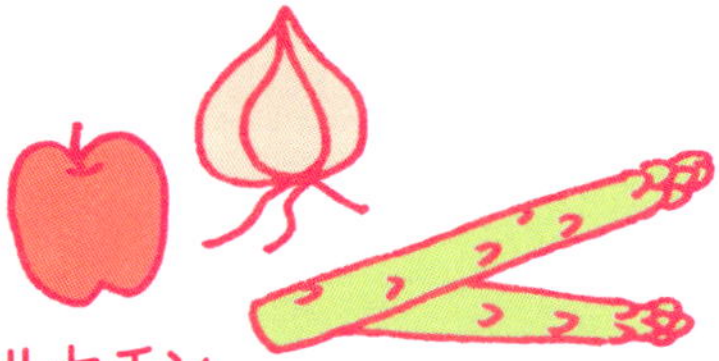

ケルセチン

玉ねぎ、きぬさや、アスパラガス、蕎麦、ブロッコリー、りんご、サニーレタス、モロヘイヤ、ほうれん草、ベリー類などに多く含まれる黄色い色素です。抗酸化作用のほか、肝機能、腎機能、血流を改善する作用、関節痛、骨粗しょう症予防にも有効です。

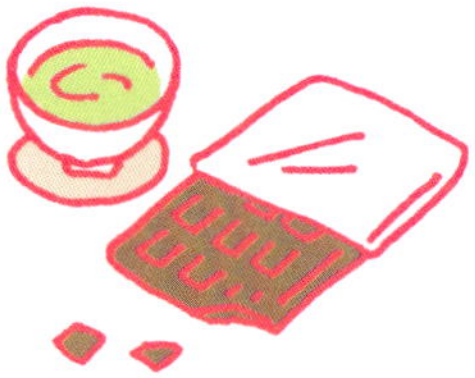

カテキン、エピカテキン

緑茶に多く含まれる苦味成分で、抗酸化作用のほかコレステロールの増加や動脈硬化、高血圧を予防し、殺菌作用や抗がん作用、抗アレルギー作用があります。カテキン類の中でもエピカテキンに限って言えばカカオに多く含まれ、強い抗酸化力が特徴です。

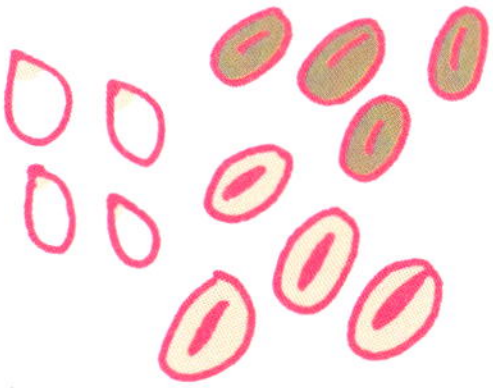

リグナン

亜麻仁、ごま、ライ麦、大麦、かぼちゃの種、大豆、ブロッコリーに多く含まれている強力な抗酸化作用があるポリフェノールです。免疫力強化、コレステロールの抑制、高血圧の予防、脂肪酸代謝の改善、抗腫瘍、肝機能の改善の効果があります。

プロアントシアニジン

クランベリー、松樹皮、りんご、びわ、ぶどう、カカオ、緑茶などに多く含まれる成分で、ポリフェノールの王様と呼ばれているほど強い抗酸化力があります。全種類の活性酸素を無害化し、血管を強くして血行を改善します。美白作用、抗がん作用も。

β-カロテン、リコピン

にんじん、かぼちゃ、ほうれん草などに多いβ-カロテンは、強い抗酸化作用を持つカロテノイド色素。ビタミンAにも変換され粘膜や皮膚を丈夫にします。カロテノイド色素には他にトマト、スイカに多いリコピンもあり、とても血流を良くします。

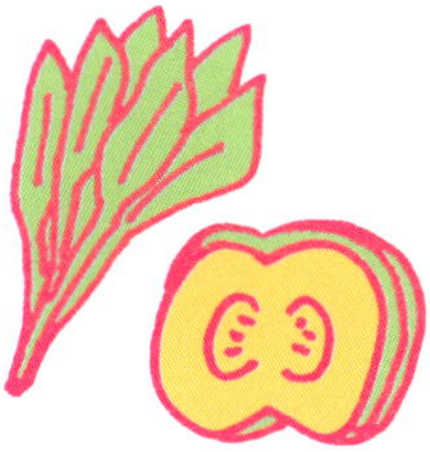

ルテイン

ほうれん草やかぼちゃ、ケール、マリーゴールドに多く含まれる黄色いカロテノイド色素です。ルテインは目の水晶体と黄斑部に多く存在し、紫外線による活性酸素から目を守り、黄斑変性症や白内障を予防します。肌の水分量や弾力性も上げてくれます。

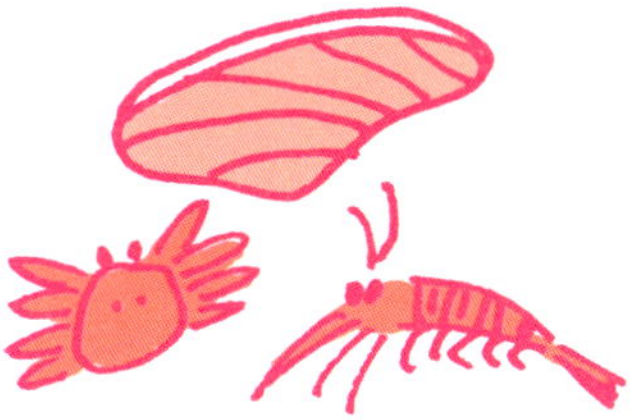

アスタキサンチン

鮭、カニ、エビ、オキアミなどが持つ赤色の色素です。元はヘマトコッカス藻などに含まれ食物連鎖で取り込まれています。β-カロテンやビタミンEの約千倍の抗酸化力があるとされます。特に紫外線や放射線による活性酸素に対する効果が高いです。

抗酸化サラダ&スムージー☆レシピ

蘇りカラフルサラダ

材料：玉ねぎ、サニーレタス、
紫キャベツ、ブロッコリー、
にんじん、ブロッコリースプラウト、
アルファルファ、ヘンプナッツ、
クコの実…各適量

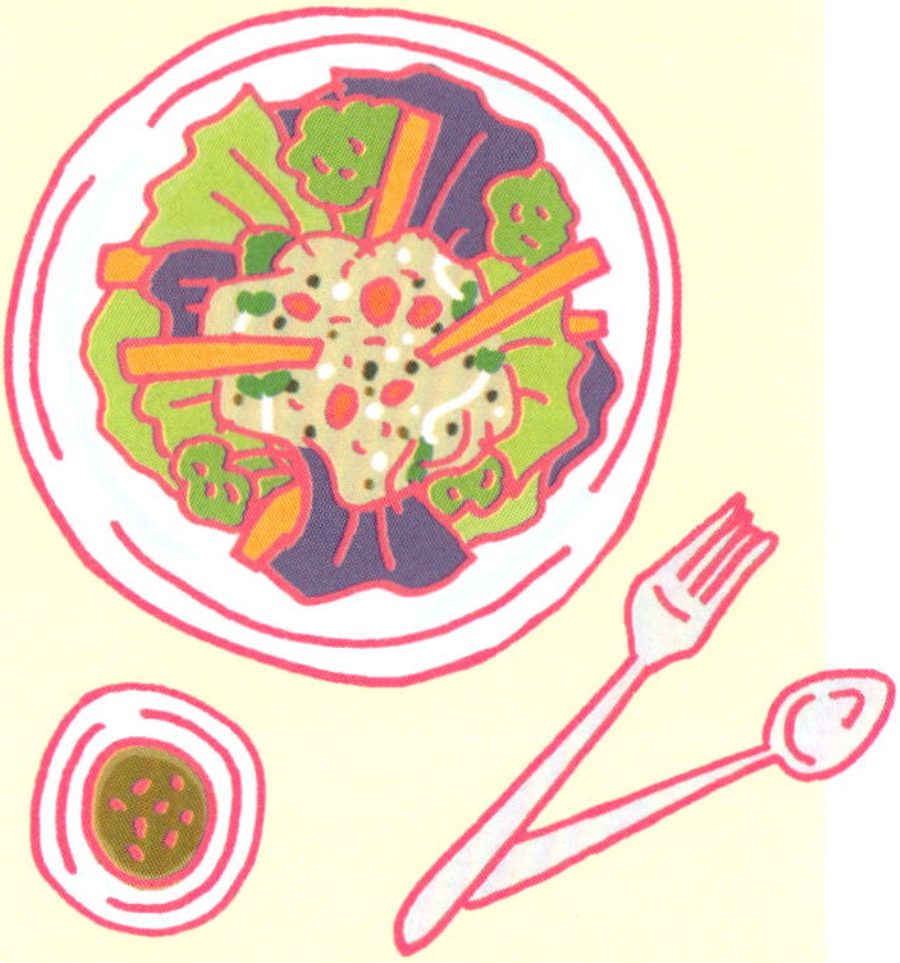

❶クコの実は水に 10 分漬けて柔らかくして水を切る。ブロッコリーは軽く茹でる。

❷材料を適当な大きさに切ってお皿に盛り付け、最後にヘンプナッツとクコの実をちらす。

さびないドレッシング
(作りやすい量)

材料：にんじん（すりおろしたもの）…大さじ1、すりごま…小さじ1、
黒酢…大さじ2、醤油…大さじ 1/2、アガベシロップ…小さじ1、
亜麻仁油…大さじ1と 1/2、塩…2つまみ、こしょう…少々

材料を混ぜ合わせる。亜麻仁油は最後に入れて混ぜること。

抗酸化スムージー

種やヘタは取り、材料を小さく切ってミキサーにかける。

にんじん&りんごスムージー

材料：にんじん…1/3 個
りんご…1/2 個
レモン汁…少々
玄米甘酒…大さじ2
豆乳…1/2 カップ
ヘンプパウダー
…大さじ 1/2（あれば）

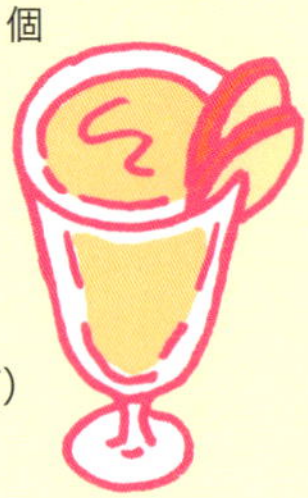

トマト&オレンジスムージー

材料：トマト…1 個
パプリカ…1/4 個
オレンジ…1 個
玄米甘酒…大さじ2
水…50ml

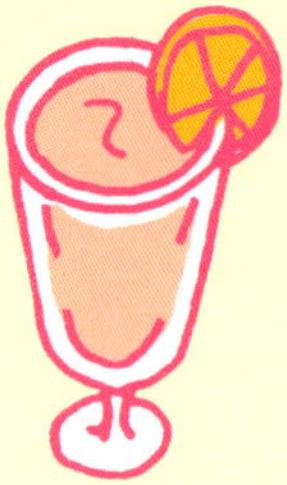

最後はデトックスだ！

どんなにナチュラルな生活を心がけていても、現代に生きる私たちの体には環境中にあるダイオキシンや水銀、カドミウム、鉛、ヒ素、ベリリウムなどの有害ミネラル、ＰＣＢ、パラベンなど、さまざまな化学物質が溜まっていきます。

こういう有害物質は発がん性ばかり有名ですが、実は美容にも悪いのです。例えばカドミウムは肌のコラーゲンの合成を阻害しますし、水銀はヒアルロン酸を合成する酵素を阻害し、ヒ素は皮膚の色素沈着を起こします。代謝機能を低下させるので、微量であっても免疫、細胞分裂、生殖機能、ホルモン分泌、神経系などに悪影響を与え、体本来の機能の邪魔し、老化を早めるとも言われています。

毒素の多くは脂肪に蓄積され、体外に排出される速度はとても遅く、半分の量になるのにすら約７年かかると言われています。体の毒素を排出する経路の75％は便、20％は尿、汗３％、髪と爪が各１％です。これをできるだけ助け、**効率的に早めに排出していく**ことが大切です。

デトックス大作戦!!

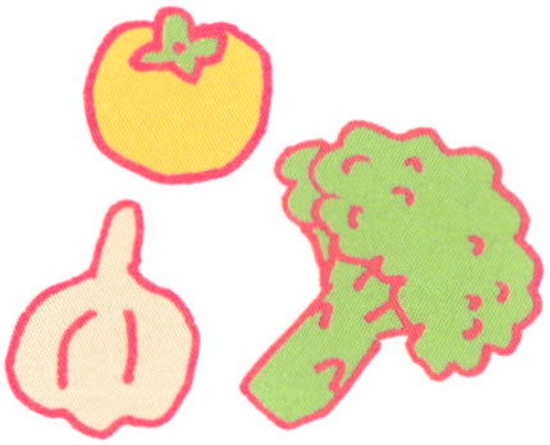

ビタミンC、B_6

有害ミネラルの毒素を軽減する働きがある「メタロチオネイン」というたんぱく質の合成に必要なのがビタミンB_6。にんにく、酒粕、ピスタチオ、抹茶に多いです。「メタロチオネイン」の働きを助けるのがビタミンC。柿やイチゴ、赤ピーマンやブロッコリー、焼きのりに多いです。

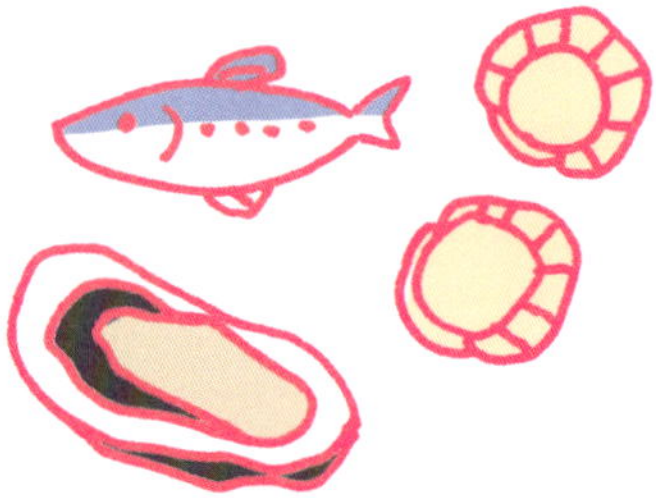

排出を促す良いミネラル

有害ミネラルは、良いミネラルで排出を促進することができます。セレン、鉄、亜鉛、カルシウム、マグネシウムです。セレンはいわし、ホタテなど魚介類、ひまわりの種、マスタードに多く、鉄は肉類やひじき、ヘンプナッツ、亜鉛は牡蠣やイワシ、カルシウムは小魚、マグネシウムは海藻に多いです。

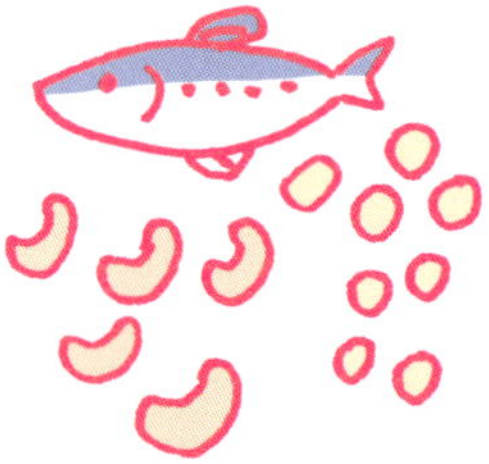

含硫アミノ酸

メチオニンとシスチンというアミノ酸には、体内の有害ミネラルと結合して排出する作用があります。髪の弾力をつくったり、角膜の主成分でもあるアミノ酸なので美しい髪や目のためにも良いです。いわしなどの魚、大豆、お麩、ひじき、アボカド、ほうれん草、カシューナッツなどに含まれています。

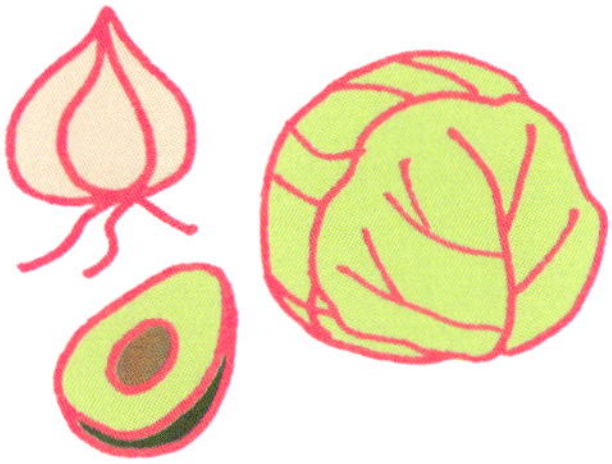

キレート野菜

キレートとはカニのハサミを意味する言葉。有害ミネラルなどを血中でカニのハサミのように挟み込んで、食物繊維と一緒に体外に排出する働きを持つ野菜があります。玉ねぎ、ニラ、長ねぎ、にんにく、ほうれん草、アスパラガス、ブロッコリー、リンゴ、パクチー、大根、にんじん、キャベツ、わさび、アボカドなどです。

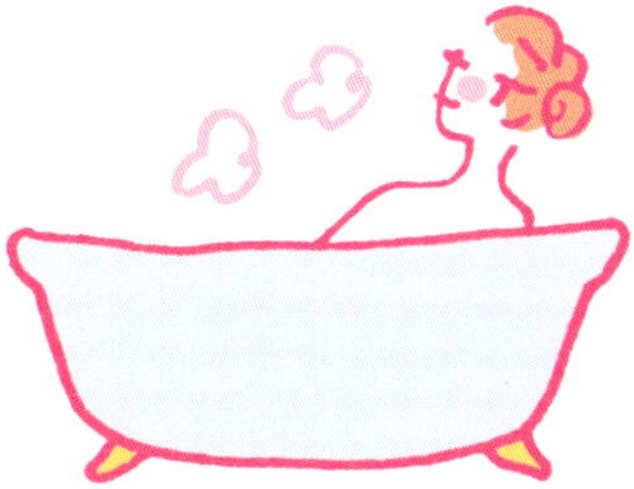

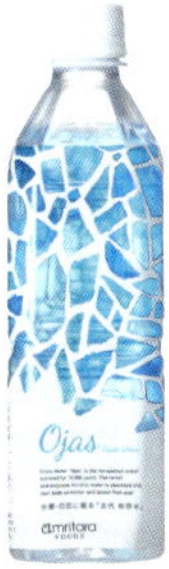

水郷日田の古代封存水「ojas」
¥190 +税（amritara）

ヒマラヤ岩塩を入れたお風呂

体に溜まっている静電気は、土や海水などに触れることによって、アースされます。要は優しく放電できるのです。ミネラルを摂るのも効果的で血中にイオン化したミネラルがあると、電解質なので電気を通し静電気が中和されます。お風呂に還元作用もある「ヒマラヤ岩塩」などを入れて入浴すると静電気がアースされて楽になりますよ。

水とデトックスドリンク

主に便、尿、汗から排出される毒素ですが、すべてに共通するのは「水」。水はデトックスの基本中の基本です。有害ミネラルを含まず、軟水で、中性に近いミネラルウォーターを基本に、デトックス作用が高いドクダミ茶、ルイボスティー、マテ茶、モリンガ茶、ヨモギ茶、ホーリーバジルティーなどを飲みましょう。

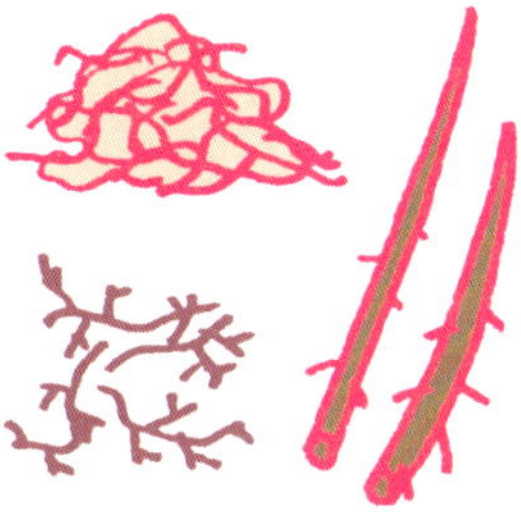

食物繊維

毒素を排出する経路の75%は便ですから、他の物質で捕まえてきた毒素も、最後は食物繊維でからめとって排出します。おから、切り干し大根、ごぼう、寒天などの食物繊維は、ダイオキシンなどの排出にも効果的です。海藻では「ふのり」が特に良くて結石、胆石も流してくれます。リンゴに含まれるペクチンも強い吸着作用があります。

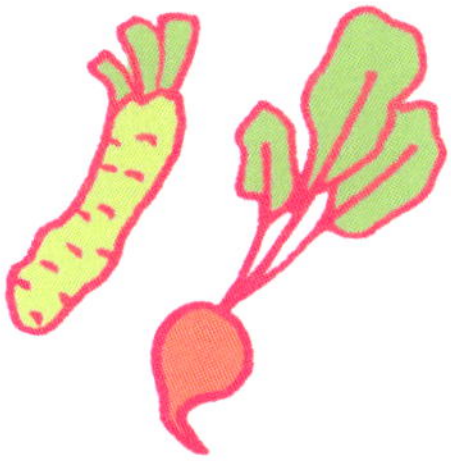

肝臓の解毒酵素を活性化する食べ物

肝臓は代謝、消化、毒物の解毒処理をする体内の化学工場。肝臓には約2000種以上の酵素がありさまざまな処理を行っています。この酵素を活性化する食品がわさび、ラディッシュ、玉ねぎ、小松菜、春菊、クレソンなどです。中でもわさびが持つ「わさびスルフィニル」は最強と言われ1日5g食べるだけでも解毒作用が高まるようです。

デトックススープとサラダ☆レシピ

キレートスープ（2人分）

材料：水…420ml、玉ねぎの皮…1個分、玉ねぎ（スライス）…1/6～1/8個分、ほうれん草…2～3本、ニラ…1本、わかめ（乾燥タイプ）…1つまみ、きくらげ…1個、にんじん…少々
味付け材料：本みりん…小さじ1/2、醤油…小さじ1と1/2、ごま油…小さじ1/2、塩…1つまみ、ダシ（煮干し、干ししいたけ、焼きアゴ、羅臼昆布）…各適量

❶水にダシの材料を入れて数時間漬けておく。

❷材料は適当な大きさに切っておく。

❸きれいに洗った玉ねぎの皮を①に入れ、火にかける。沸騰したら火を弱めて4分煮だしたら網などで濾す。

❹ニラ以外の材料を③に入れ少し煮て、ごま油以外の味付け材料を入れて、最後にニラを散らして、食べる食前にごま油を入れる。

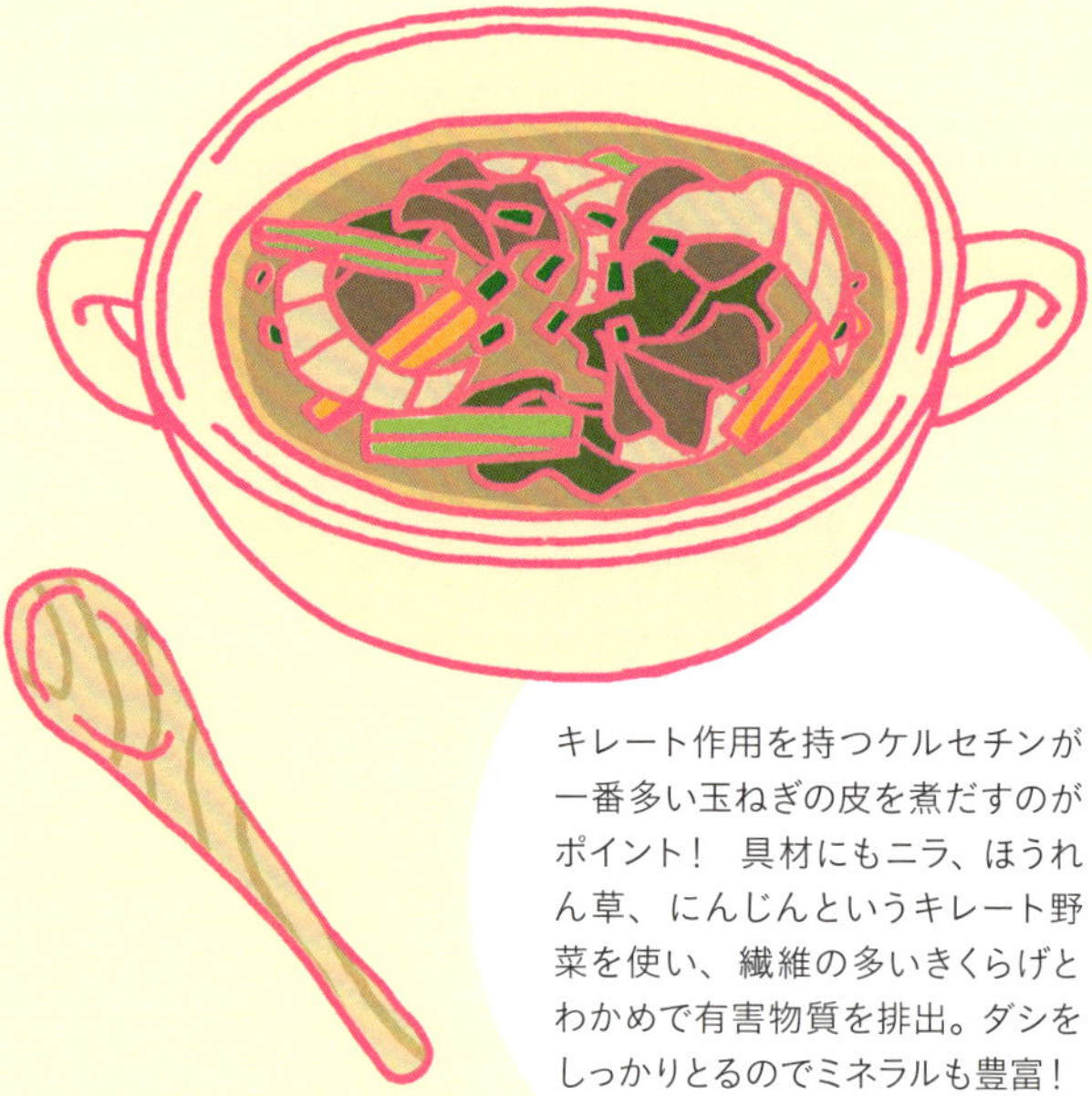

キレート作用を持つケルセチンが一番多い玉ねぎの皮を煮だすのがポイント！　具材にもニラ、ほうれん草、にんじんというキレート野菜を使い、繊維の多いきくらげとわかめで有害物質を排出。ダシをしっかりとるのでミネラルも豊富！

デトックスサラダ

材料：糸寒天、ふのり、アボカド、アスパラガス、リーフレタス、りんご、ヒマワリの種…各適量

❶糸寒天とふのりは水で戻しておく。アボカドは皮と種を取る。アスパラガスは軽く茹でる。

❷材料を適当な大きさに切ってお皿に盛り付け、最後にひまわりの種をちらす。

寒天やふのりは有害物質をからめとる食物繊維が豊富。いらないものをキレートするアボカドとアスパラガスとりんごに、有害ミネラルをデトックスしやすいセレンが多いひまわりの種をトッピング。

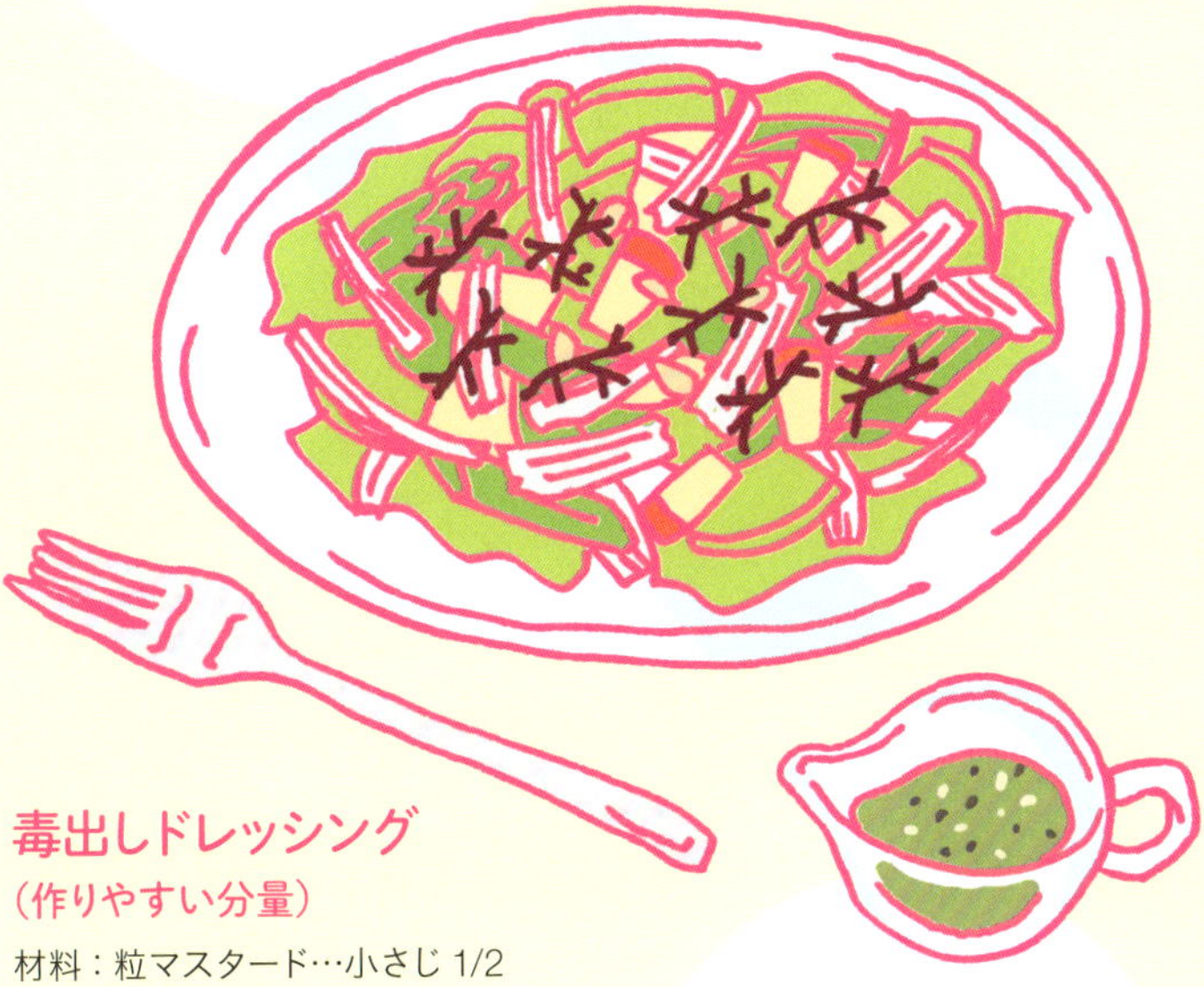

毒出しドレッシング
（作りやすい分量）

材料：粒マスタード…小さじ 1/2
すりおろし玉ねぎ…小さじ2
ヒマラヤ岩塩…小さじ 1/4
にんにく（すりおろし）…1/2 片分
りんご酢…小さじ2
アボカドオイル…大さじ1
甘酒…小さじ2、こしょう…少々

材料を混ぜ合わせる。アボカドオイルは最後に入れて混ぜること。

デトックスミネラルであるセレンの多いマスタードをベースに、キレート作用のある玉ねぎ、毒素を軽減するにんにく、抗酸化力もあるヒマラヤ岩塩とアボカドオイルを！

Note

デトックスに良い、食べられる炭と土

水道水の塩素やトリハロメタンを吸着するのに「活性炭」が使われているのはみなさんよくご存じだと思います。食べられる炭として特に良いのがココナッツの外殻の「ヤシ殻」を特殊製法で焼いた炭です。食品添加物や有害ミネラルを吸着してくれるだけでなく、面白いのは「胆汁酸」を約97%吸着できること。食生活が欧米化している現代では「胆汁酸」が腸内で増えすぎ、大腸で「2次胆汁酸」というものに変化するのですが、これが大腸がんの原因となる強力な発がん物質だと言われています。

もう1つ良いと思う炭が、松茸が生える赤松を焼いた「赤松炭」です。遠赤外線により優れた温熱効果もあり、体温が平均0.7℃上昇する効果もあります。

食べられる土である「リモナイト」も優秀です。リモナイトの最大の特徴は、腸内で腐敗臭を放つ硫化水素や塩素などの有毒ガスを吸着するところです。そして、ホタテ貝殻を焼成してつくった「アパタイト」にはカドミウムや細菌、ウイルス類、タール色素、過酸化脂質などを吸着する性質があります。これらを使って、デトックスサプリを開発しました。

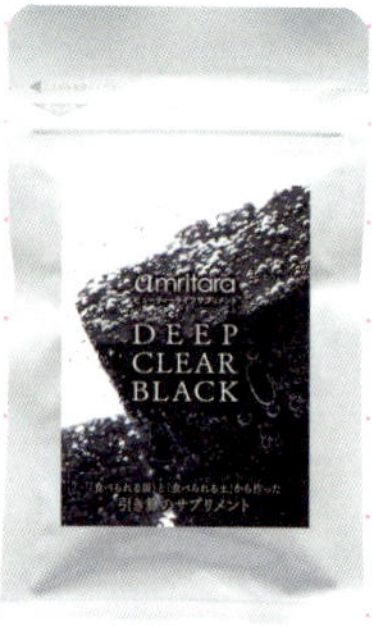

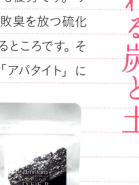

ディープクリアブラック
¥3,600+税（amritara）

第2章

こげない！

「酸化」にならんで、老化の主原因とも言われるのが「糖化」。糖は体を動かすエネルギーのみなもと。しかし、それが体のたんぱく質をこがして、劣化させていくという問題があります。流行りの糖質オフでは、結果的に油や肉類を摂りすぎて弊害が出ます。完全オフではなく、いかに糖とうまく付き合うかがポイントです。

糖化のしくみ

老化の大きな原因の1つと言われているのが「糖化」です。急激に血糖値を上げてしまうような食べ物を摂ると、食べ物に含まれる「糖」が体のたんぱく質と結びついて炎症を起こし老化を早め、体の構造と機能を損傷する糖化最終生成物「ＡＧＥｓ」をたくさん増やしてしまいます。これは**劣化変性したたんぱく質で、これが増えた肌はシワ、たるみ、シミなどが増え、血管や筋肉、骨も硬くなって変性し、アルツハイマー病や骨粗しょう症の原因となるとも言われています。この現象が「糖化」です。**

もちろん糖は細胞のエネルギー源なので、炭水化物は不足なく摂らないといけません。穀類、いも類、果物などに多いですが、現代の食生活では白いご飯、白いパン、白砂糖など精製した「白い炭水化物」が増えています。これは繊維やビタミン、ミネラルがそぎ落とされているので、素早く分解されて「糖化」の原因になりやすいと言われています。私たちの体の組織はたんぱく質でできているし、砂糖には中毒性もあるのでこれは永遠のテーマですね。

糖化が起きると、私たちはどうなる？

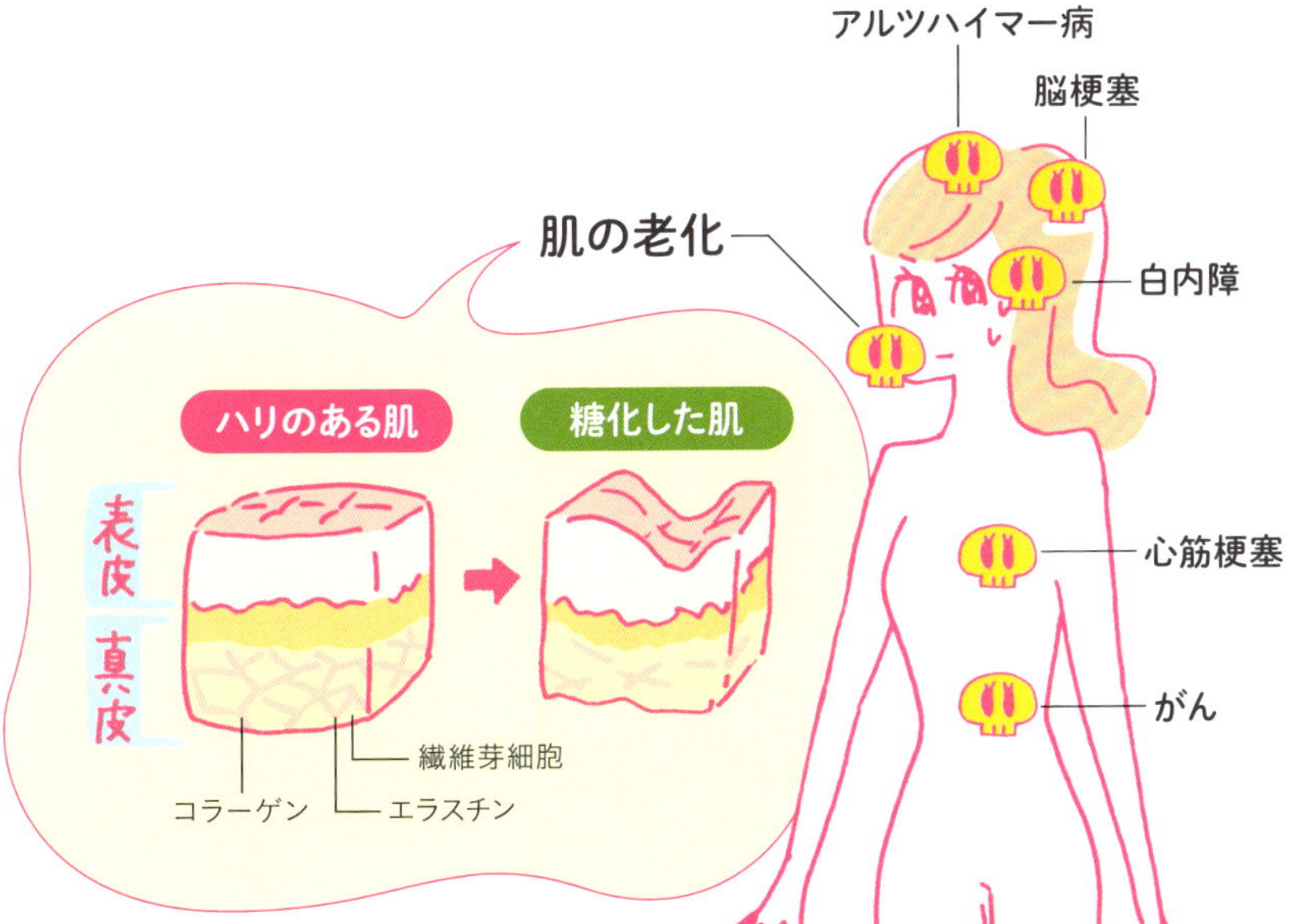

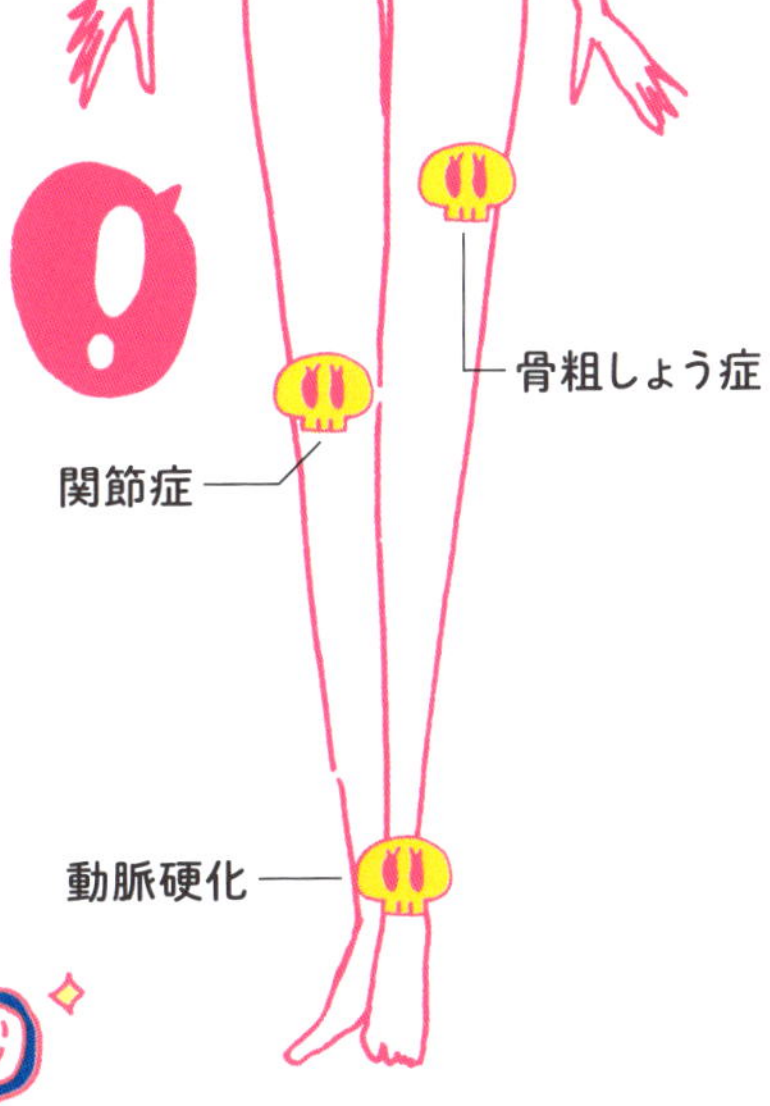

糖化度チェックリスト

- □肌にハリと弾力がない
- □口角が下がってきた
- □ほうれい線が気になる
- □頬やあごがたるんできた
- □肌がゴワゴワして厚く感じる
- □肌がくすんできた

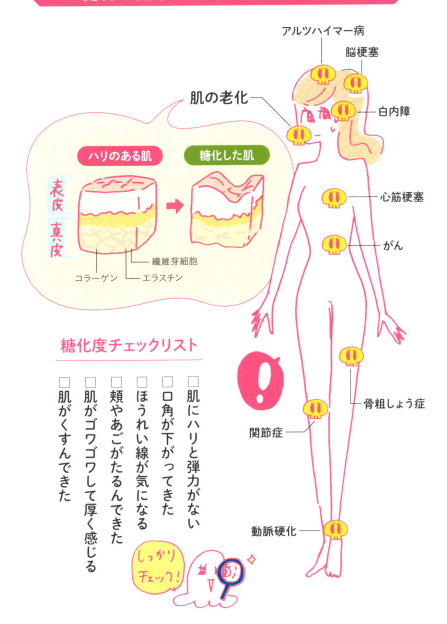

糖化しない方法

生きていくには糖が必要ですが、それが体のたんぱく質と結びつくと炎症を起こしてＡＧＥｓが増えて糖化が進むというのは、私たちが背負う宿命とも言えます。しかも**加齢と共にＡＧＥｓは増えていき、特に肌のコラーゲン繊維に溜まったものはなかなか分解されずに肌の弾力を失わせ、シワやたるみを増やします**。また糖化の問題以外にも、精製糖などの白い炭水化物は血糖値を急激に上げやすく、炎症を起こしやすく、血流を悪くすると言われています。急激な血糖値の上昇はその後の急激な低血糖も招くことから、キレやすくなったりイライラするなど人の精神状態にも影響します。また、白砂糖に多いショ糖は胃腸や血中で真菌や悪玉菌、ウイルスのエサになりやすいと言われています。欧米人に比べ血糖値を下げるインスリンを分泌する能力が約半分とも言われる日本人には、糖尿病患者も多いです。

ここからは糖とどう向き合うのがいいか提案していきます。**ビューティーエイジングのためにも健康のためにも、炭水化物との良い付き合い方**をぜひマスターしたいものですね！

1 炭水化物との付き合い方

主食であるご飯やパン、パスタ、うどんなどの炭水化物は、分解されると最終的に多くの糖となります。体に必要だけど糖化を招きやすいこれらの食材との付き合い方としては、**なるべく精製度の低いものを選ぶことです**。精製度が低いもののほうが繊維が多く、血糖値を急激に上げないので糖化が進みにくいと言えます。ご飯であれば5分づきや7分づき、パスタも分づきのものがありますし、パンも全粒粉のものやライ麦パン、そしてうどんよりもそばを選びましょう。

ただしいくら精製度が低くても量を食べすぎてしまえばやはり糖化は進みますので、**炭水化物の食べすぎや、ラーメン&ライスなどの「W炭水化物」は避けましょう**。またじゃがいも、さつまいも、里芋のうち要注意はじゃがいも。一番血糖値を上げやすい上に高温で揚げると、食品自体のAGEsを増やしてしまいます。さつまいもや里芋は繊維やムチンのおかげで血糖値の上昇はゆるやかです。またご飯はコシヒカリ系のモチモチタイプよりササニシキや亀の尾、旭一号などの高アミロース米のほうが血糖値を急激に上げにくいです。

② 甘味料の選び方

ご飯やパンより、もっと気をつけないといけないものは砂糖やお菓子です。お米や小麦はブドウ糖がいくつも連なった多糖類の構造なので、分解するのにある程度時間がかかりますが、**砂糖はブドウ糖が果糖とくっついているだけの「ショ糖」という二糖類ですから、さっと単糖に分解されて急激に血中が糖だらけとなってしまいます**。もっとも気をつけたいのが清涼飲料水に入っている甘味料「ブドウ糖果糖液糖」や「果糖ブドウ糖液糖」。酸味料が入っているのでわかりにくいですが、５００mℓのペットボトルで角砂糖約10個分が溶けている状態であると覚えておいてください。

調理に使う甘味料でおすすめなのは「本みりん」。お菓子やドリンクに入れるなら「アガベシロップ」や「非加熱はちみつ」、「玄米水飴」などを選ぶようにしましょう。ココナッツシュガーやメープルシロップも砂糖よりはいいですが、真菌やウイルスのエサになりやすいショ糖がやや多いです。また果糖も血糖値の上昇は低いですが、悪玉ＡＧＥｓをつくる原因となります。果物であってもたくさん食べすぎるのは禁物です。

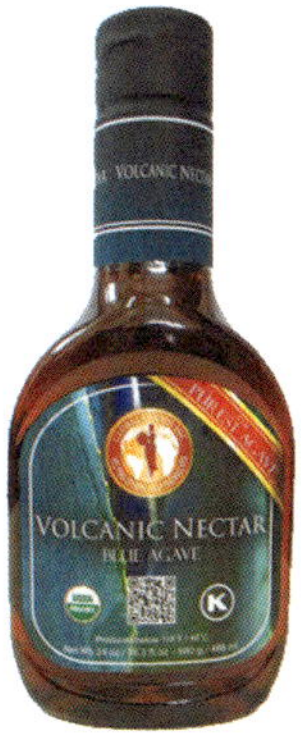

有機ボルカニックネクター
（オーガニックアガベネクター / シロップ）
¥3,028+ 税（LIVING LIFE MARKETPLACE）

アガベシロップ

メキシコのサボテンのような植物「アガベ」の樹液のシロップ。白砂糖より甘いが、GI 値（血糖値の上昇率）は白砂糖の約 4 分の 1。素直な癖のない味なので、砂糖の代替え品として使いやすい。

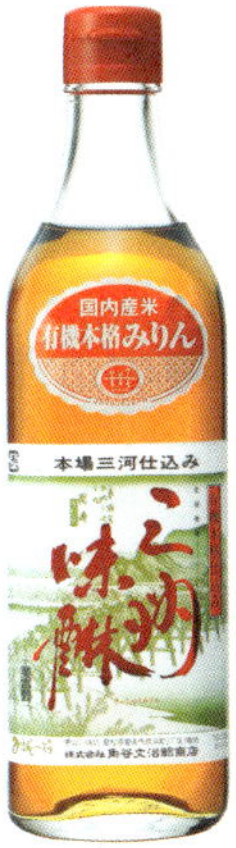

有機三州味醂
¥1,040+ 税（角谷文治郎商店）

本みりん

上質な有機もち米を蒸煮し、麹にも有機米を使い、使用する焼酎も有機米焼酎で醸造・熟成期間には 2 年がかり。まろやかな甘さで、料理に奥深い甘味やテリを与え、煮崩れも防ぐ。

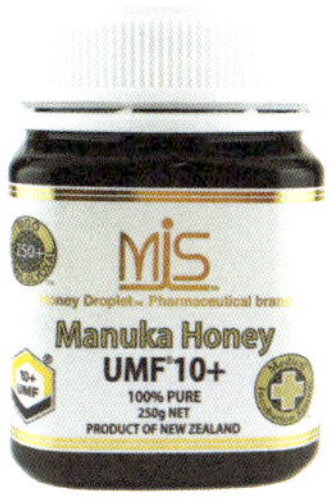

M I Sマヌカハニー UMF I 0＋
¥4,800+ 税（メディカルインキュベーションシステム）

マヌカハニー

ニュージーランドマヌカハニー協会（UMFHA）より認定を受けた、本物のマヌカハニー。手つかずのままの自然が残る、マオリ族の所有地で採取されたもの。非加熱で、とてもクリーミーでまろやかな甘味。喉が痛い時にも◎。

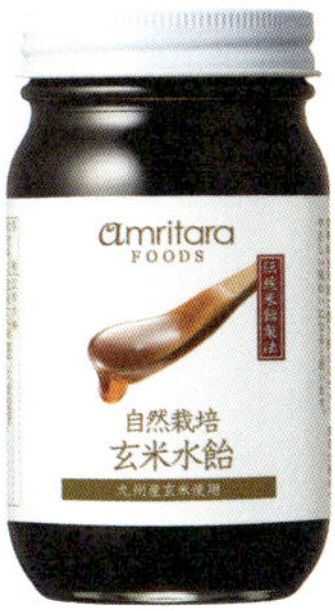

自然栽培玄米水飴
¥1,000+ 税（amritara）

玄米水飴

九州産の自然栽培玄米を有機大麦麦芽で分解して水飴に。白砂糖の半分以下の甘さで、お米の優しい甘味。煮物、煮豆のツヤだしに、醤油と合わせてみたらしだれに。

3 糖化しないための、食べる順番

糖化は高血糖の状態の時に起こります。一番の糖化タイムは、食後1時間のあいだ!! 食後1時間後に血糖値が150mg／dlを超えていたら、その瞬間かなり糖化現象が起きていると想像できます。この食後1時間の高血糖を招かないために効果的だと言われているのが、食べる順番です。

左のページを見てください。いっせいにテーブルに並べられたお料理。みなさんならどれから箸をつけますか？ お腹がすいている時は、あつあつのおいしそうなご飯茶碗をまずは手に取って、お魚をのせて食べ始めてしまうかもしれません。

しかし**糖化を防ぐためには、まず野菜から。しかも加熱調理されていない「サラダ」から食べ始めるのがベストです**。野菜には食物繊維が含まれるのであとから食べる糖質の吸収をゆるやかにしますし、サラダだと同じく糖質の吸収を妨げるお酢（ドレッシング）をかけて食べるのでなおいいです。野菜のあとは肉や魚、そして最後にごはんなどの炭水化物に手をつけましょう。たったこれだけで血糖値の上昇はかなりゆるやかになります。

さて、あなたはどれから食べますか？

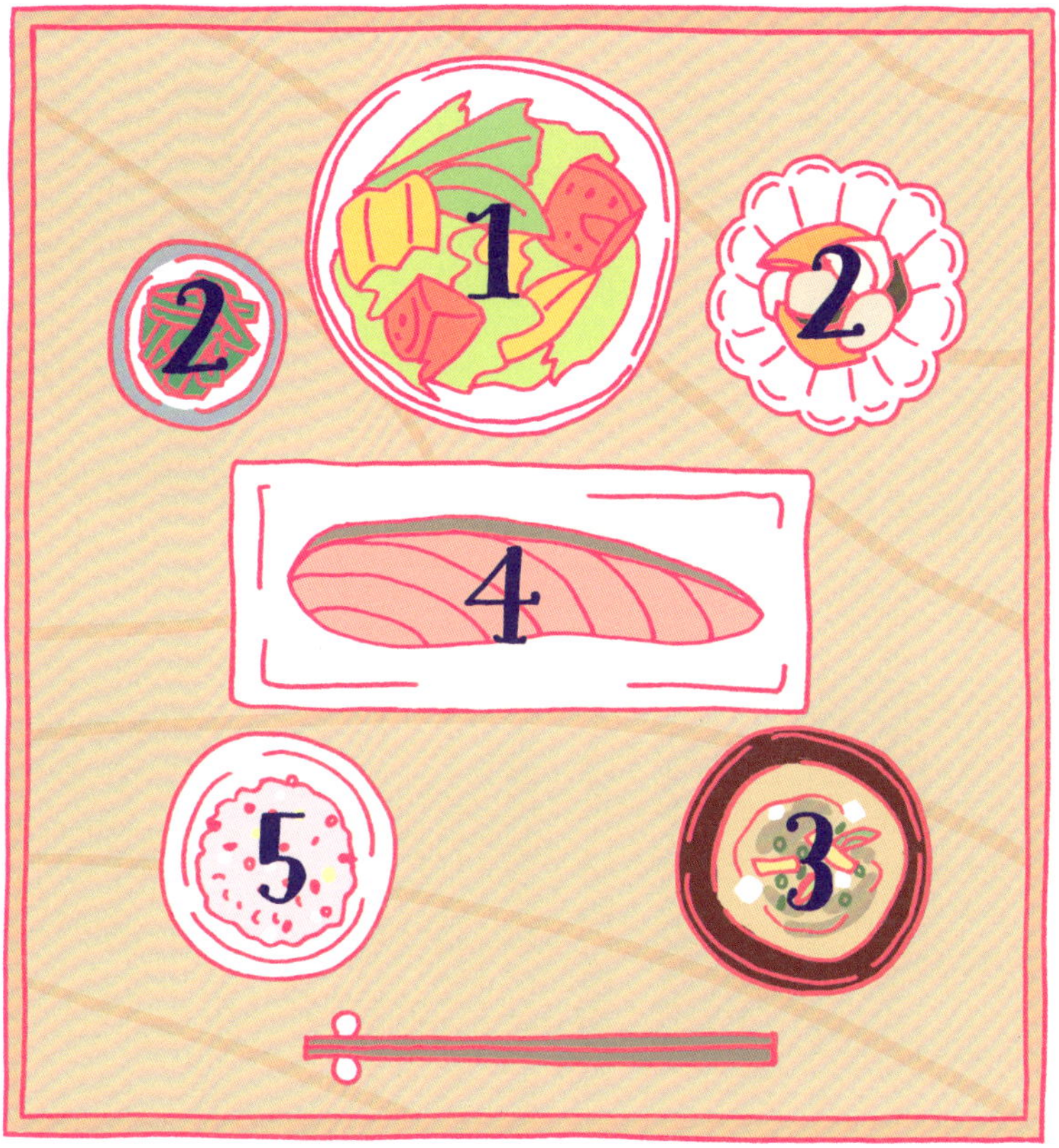

まず１番目は、繊維も酵素も多く、お酢（ドレッシング）をかけて食べるサラダから。サラダがなければ海藻などの酢の物、大根おろしなどでもいいです。そして２番目は、煮物やおひたしなどの加熱された野菜料理。３番目は汁物があれば、飲んで胃腸を少し温め、４番目は魚や肉などのたんぱく質。ご飯や麺、パンなどの炭水化物は最後に手をつけるようにします。

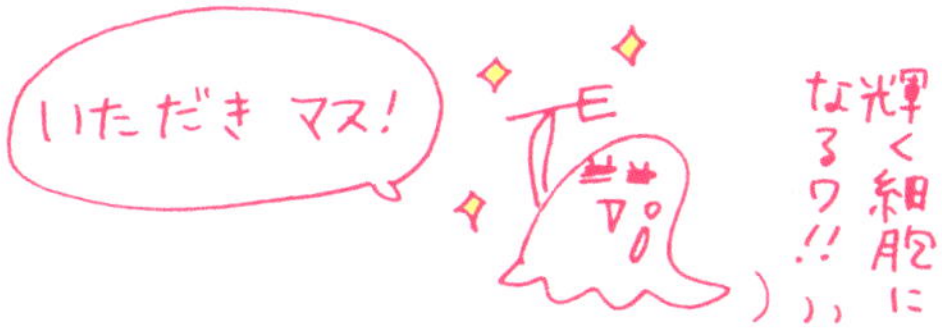

4 小麦とグルテンについて

アメリカ人を中心に、小麦たんぱくのグルテンにアレルギーを持つ方が増えています。日本でもパンや小麦製品を食べる人が増えている関係で年々増加傾向にあるようです。グルテンアレルギーの場合は、口に入れた瞬間に発疹などの症状が現れますが、グルテン不耐症（過敏症）の方は時間がたってから症状が現れるのでわかりにくいのが特徴です。アメリカでは20人に1人がグルテン不耐症とも言われますが、**子供の頃からパンなどの小麦製品に親しんでいる方で、肌荒れ、無気力感、集中力の低下、慢性疲労、下痢・便秘、重度のPMS、口内炎、頭痛に悩む方は、自覚がなくてももしかしたら不耐症かもしれません**。アメリカでは、グルテンフリーを実践することで体調が良くなる人が増え、日本でも近年注目されてきています。

しかし欧米では歴史の長い小麦が、本当にそんなに健康に良くない食べ物なのか、私はとても疑問に感じています。どうやらその鍵は品種改良にあるようです。現代の輸入小麦は1960〜1980年までに度重なる品種改良を経ています。この過程でグルテンの構成分である「グリアジン」というタンパク質の割合が増えてしまいました。**「グリアジン」は血**

糖値を急激に上げやすく中毒性があり、腸に炎症を招きやすいためにアレルギーを引き起こしやすいというメカニズムがあったのです。事実、古代小麦には「グリアジン」が少なく、小麦アレルギーも発症しにくいそうです。

私はパスタを食べる時は、古代小麦のサラゴッラ小麦やファッロ小麦の分づきのパスタを選ぶようにしています。また、パスタではありませんが小麦グルテンを含まない「裸麦」の麺をよく食べます。裸麦は大麦の仲間で、β-グルカンという食物繊維が多く、食後の糖質の吸収が半分程度抑制されることがわかっており、そのあとに食べる食事の血糖値の上昇も抑える「セカンドミール効果」にも注目が集まっています。

古代小麦のパスタ

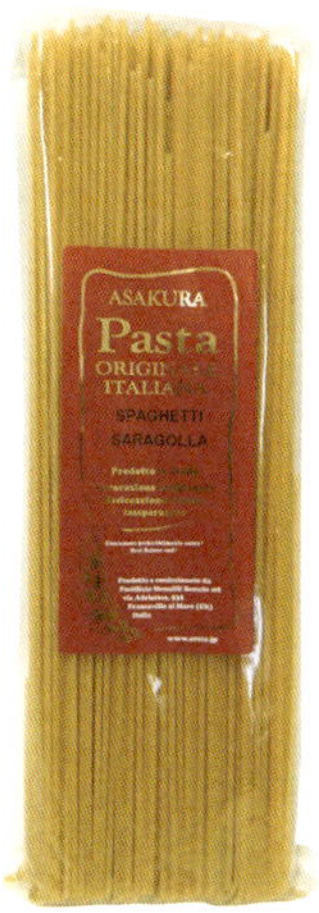

古代小麦サラゴッラ（五分）スパゲッティ
¥778+税（アサクラ）

裸麦の麺

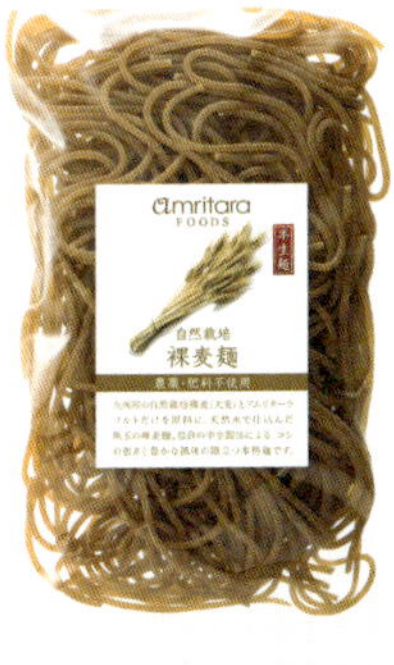

自然栽培　裸麦麺
¥360+税（amritara）

5 AGEsを追い出すには？

糖化を防ぐには食後1時間の血糖値の急上昇をいかに防ぐかが肝になりますが、実は調理法によって食品自体にもともと含まれるＡＧＥｓが増えてしまうという現象があります。食べ物として摂取したＡＧＥｓのうち約10％は体内にとどまり、肌や目の水晶体やひざの関節などに溜まって老化を促進します。

覚えておいてほしいのは**「茹でる、煮る、蒸す」より「焼く、炒める、揚げる」といった高温調理で増えてしまうこと**。ダントツに多いのが焼いたソーセージ、焼き肉、麻婆豆腐、チーズ、フライドポテト、ポテトチップスです。そういう意味では加熱をしないローフードが一番少ないということになりますね。ただ調理した食品から摂取するＡＧＥｓのほうは、体内で起こる糖化に比べればそこまで気にする必要はありません。

さて、体内で起こる食後の糖化を防いだり、体内に存在するＡＧＥｓを早く分解するにはどうしたらいいでしょうか？　そんなことができるのかって？　ええ！　実はできるんです！　次のページに、抗糖化作用のある食品をご紹介します。

AGEs追い出し&抗糖化大作戦

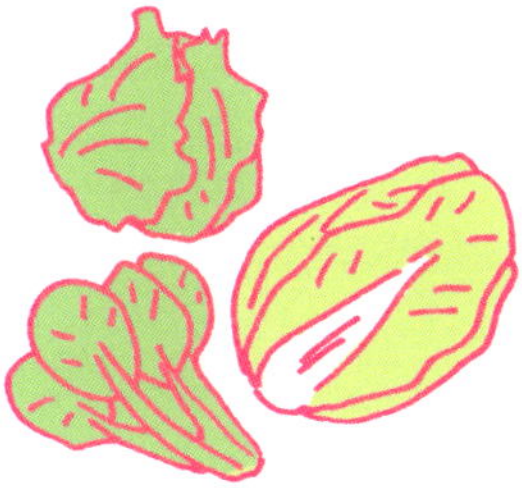

葉菜

アメリカで2010年に発表された研究ではレタス、小松菜、キャベツ、白菜などの緑色をした葉菜に、かなりの抗糖化力があったそうです。

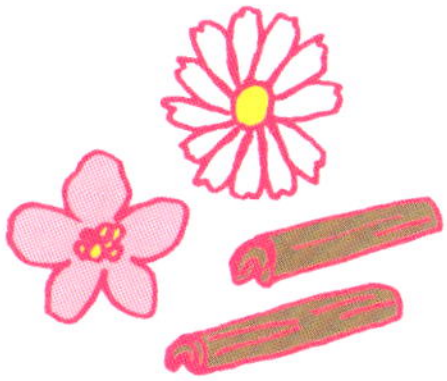

抗糖化作用のお茶

ローマンカモミール、どくだみ、シナモン、柿の葉、甜茶、パロアッスル、熊笹、グァバ、ルイボス、桜、緑茶などには抗糖化作用があります。お茶として食後に飲みましょう。

α-リポ酸

緑黄色野菜に多いα-リポ酸は皮膚のコラーゲン繊維へのAGEsの蓄積を抑制します。

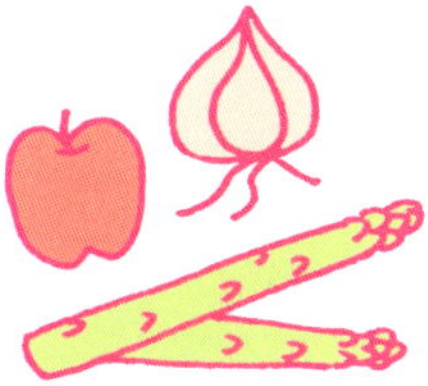

抗酸化物質

抗酸化物質は実は糖化を防ぐ上でも有効です。体内が酸化していると糖化も進みやすいことがわかっています。

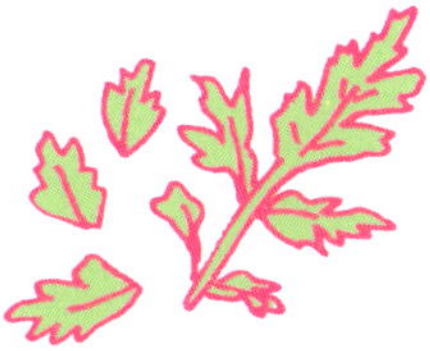

よもぎ

できてしまったAGEsを分解する力があります。

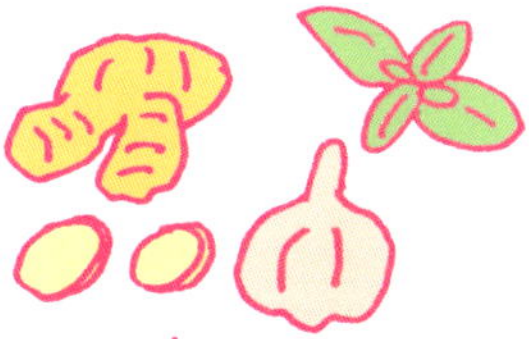

インドの研究

インドの国立栄養研究所での実験では生姜、クミン、黒こしょう、バジル、にんにくなどに抗糖化の効果があったようです。

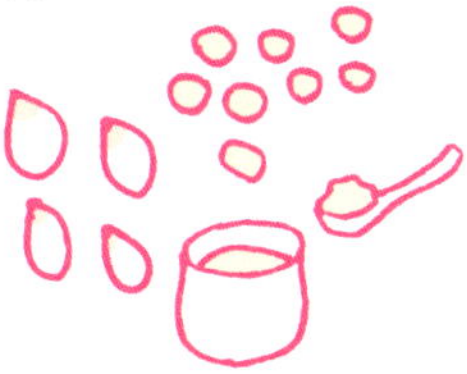

ビタミンB群

ビタミンB_1には糖化を抑制する働きがあり、B_6には皮膚や血中のAGEsを減らす働きがあります。肉以外だと大豆、ごま、カシューナッツ、魚介類、酒粕、甘酒、米ぬかなどに多いです。

Note

糖化を防ぐ、毎日の習慣

糖化を防ぐには食後1時間が肝ですが、この時血液にあふれ出した糖を、できるだけ運動のエネルギーに変えてしまうという方法もあります。

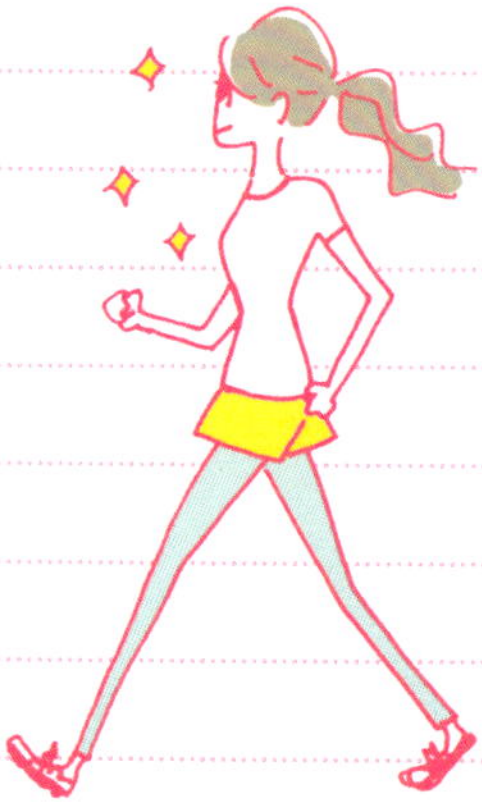

●食後20分間ウォーキングする

夕食後はなかなか難しいですが、朝食後や昼食後は実践しやすいと思います。これにより食後血糖値がかなり抑えられるので、糖化も進みにくくなります。ちょっと大股で、ささっと歩くのがポイントです。

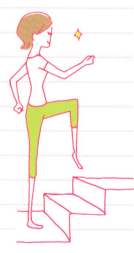

●スクワット・踏み台昇降

家での夕食後は、時間が遅いと外に出るのはなかなか難しいですよね。そんな時はスクワットをすると良いようです。食後ですから頑張りすぎず、スローなハーフスクワット10回を、休憩を入れつつ3セットやりましょう。おうちに階段がある場合は、階段の一番下の段を使って踏み台昇降をするのもいいです。10分程度上り下りをしましょう。

第3章

腸内細菌を味方につける

私たちの腸にすむ1000兆個の細菌の種類やバランスは、1人1人の顔が違うように、それぞれ個性的な腸内フローラを持ちます。最近では腸に免疫細胞が集中していることや、腸内細菌によってお肌の美しさや性格にまで影響があることがわかってきています。腸内細菌をかわいがってあげれば、健康も美しさも思いのままです。

どうして腸が重要なの？

腸内フローラは免疫も左右する！

食べたものを消化、吸収し、いらないものの排出に向けて便を形成する私たちの腸。栄養の８割を吸収する小腸は長さが約８ｍ。ヒダがあるので広げるとテニスコート１面もの大きさがあります。小腸で吸収されなかったものを分解して再吸収をしながら、いらないもので便を形作るのが１・５ｍある大腸の役割です。

腸内にすみついている腸内細菌は約１０００兆個で、重さにすると約１・５kgです。腸にはビフィズス菌、乳酸桿菌、腸球菌などの善玉菌と、ウェルシュ菌、大腸菌、黄色ブドウ球菌などの悪玉菌がすんでいます。圧倒的に多いのが役割がまだよくわかっていない日和見的な土壌菌たち。これらは人によって、または日によって様々なバランスで生息していて、腸内フローラ（お花畑）と呼ばれています。善玉菌が多いと私たちに有用な短鎖脂肪酸やビタミンを合成してくれますが、悪玉菌が増えすぎると毒素や発がん物質をつくって腸内腐敗を起こしやすくなります。**理想の比率は善玉菌3：悪玉菌1：日和見菌6と言われています**。さて、みなさんの腸内フローラはいかがでしょうか？

腸には食べ物と一緒に外から有害物質や病原菌などあらゆる外敵が侵入してくるので、「内なる外」とも言える場所です。そのため、小腸には全身のパトロール隊であるリンパ球の約60％、大腸には約10％が集まってきており、抗体の約60％は腸内でつくられていることが最近の免疫学でわかってきています。腫瘍免疫というがん細胞に特異的に働く免疫も約80％が小腸にあるそうです。

腸に乳酸菌などの善玉菌が多いと、外敵をやっつける抗体をつくる生産性が上がることがわかっています。また、善玉菌が多いとアレルギー反応を抑えるTh1細胞の働きが優勢になることもわかっています。そして乳酸菌やビフィズス菌などの善玉菌は、乳酸や酢酸などの有機酸を生み出すので、例えばO-157などの病原性を持つ大腸菌の増殖も防ぎます。

腸にどんな腸内フローラがあるかで、病気やアレルギー、食中毒になるかならないかまで変わってしまうのです！

腸からの「お便り」で、腸内フローラがわかる！

自分の腸内フローラがどういうバランスなのかを知るには、毎日の「お便り」を見ればある程度わかります。便の80％は水分ですが、それ以外で言うと3分の1は食べかす、3分の1が3日に1度生まれ変わっている古い腸粘膜、残る3分の1が腸内細菌です。食べかすは主に食物繊維ですから、**食物繊維の摂取が少ないと便の量は減りますし、腸内細菌の数が少ないと、やっぱり便は少なめになります**。

昔の日本人は1日平均350gくらいの便を出していたそうですが、現代の日本人は1日200gで、便秘の方は80gにまで落ちているそうです。これは食物繊維の摂取量が減っていることもありますが、腸内細菌の種類や量の減少も関係するようで、これに比例して、アレルギーになる方も大腸がんにかかる方も増えているのではないかと言われています。一説には便の平均重量の減少は自殺率にも関わっているとか！　これは幸せ物質のドーパミンやセロトニンの生成に腸内善玉菌が関わっているからだそうです。

良いお便りのプロフィール

毎日の便の色やニオイなどを見れば、腸内フローラの様子もわかります。

色は黄色寄り

善玉菌が多いほど腸内は発酵して酸性になるので黄色みがかり、悪玉菌が多いと腐敗してアルカリ性になり黒ずむ。

形はバナナ状

腸内環境が良いと水分量もちょうど良く、腸壁に水の膜があるのでするっと出るため形が良くなる。

ニオイは少ない

善玉菌が多いと腸内では窒素、二酸化炭素、水素などが発生しますがこれらはほぼ無臭。悪玉菌が優勢だとアンモニア、硫化水素、スカトール、インドールなど悪臭が発生。

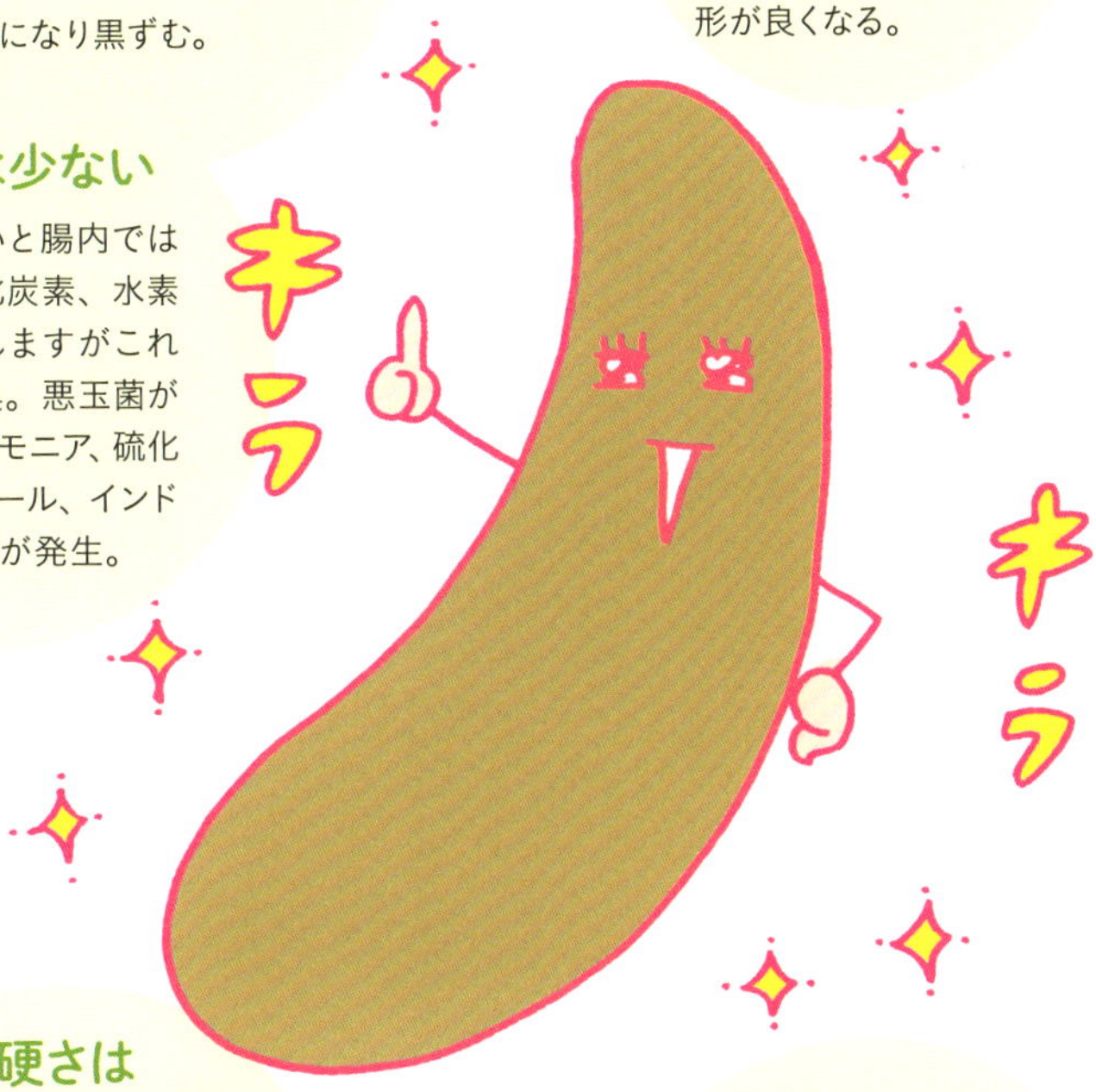

硬さは練り歯磨きくらい

水分量が90%を超えると下痢っぽくなり、70%を切ると硬くなりコロコロ系となる。どちらもいい状態ではなく、水分は80%で練り歯磨きくらいの軟らかさがベスト。

水に浮き気味で、1日に1～2回出ること

良い便は食物繊維が多く炭酸ガスが混ざるので沈みにくい。毎日1回～2回は出ていると◎。

お肌の美しさや性格も腸内フローラ次第!?

腸内フローラは、お肌の美しさにとっても重要です。乳酸菌などの善玉菌は、腸内でビタミンB_1、B_2、B_6、B_{12}、ビタミンK、パントテン酸、葉酸、ニコチン酸、ビオチンなどを合成したり、生成に関わっていることがわかっています。

例えばビオチンはお肌の角質層のうるおいを保ち、抜け毛も防いでくれるビタミンですが、外から摂取しても、腸内の善玉菌の働きがない限り、体内で吸収できる形にできません。また、目尻のシワの進行を抑えたり、肩こりを和らげたり、骨粗しょう症を予防したり、更年期障害を軽くしたり、乳がんを予防したりするエクオールという成分は、大豆イソフラボンから腸内細菌が変換してつくります。日本人の50~60%はエクオールをつくれますが、欧米人では20~30%の方しかつくれません。日本人でも食生活が欧米化し、大豆製品を食べない若者を中心にエクオールをつくれなくなっているそうです。

ビオチンもエクオールも、腸内細菌がつくる美肌成分。腸内細菌の量が少なく、かつバラン

スが悪ければ、よい栄養素もつくれなくなってしまうことがあるのです。

お肌の美しさにも関わる腸内フローラですが、実は私たちの人格形成にまで関わっている可能性があります。カナダのマックマスター大の実験では、攻撃的なマウスとおとなしいマウスの腸内細菌を交換すると、攻撃的だったマウスはおとなしくなり、おとなしかったマウスは噛みつくようになったのです。なんと！　**腸内細菌が動物の性格を決める可能性が高いということがわかってきたのです**。

脳内の幸せ物質であるドーパミンや情緒を安定させるセロトニンが体内で合成される時には、葉酸やビタミンB_6が不可欠ですが、これらは腸内で善玉菌たちがつくり出している代表的なビタミンです。また、悪玉菌が分泌する硫化水素とアンモニアは神経毒なので、腸内で微量でも神経に接するとイライラを招き、ストレスが高じてきます。反対に、乳酸菌は硫化水素とアンモニアを分解してアミノ酸に変換し、セロトニンや、ドーパミンを合成することがわかっています。

はっきりしたことはわかっていませんが、腸内細菌のバランスで性格までも変わってしまうのは、こういう理由があるのではないかと思います。

腸内善玉菌を増やす食べ物は？

私たちの免疫力にも、お肌の調子や性格にさえも関わっている大事な腸内フローラ。日々の生活習慣や食べ物でできるだけ環境を良くしていきたいものです。ここでは、すぐに実践できる摂るべき食べ物をご紹介します。

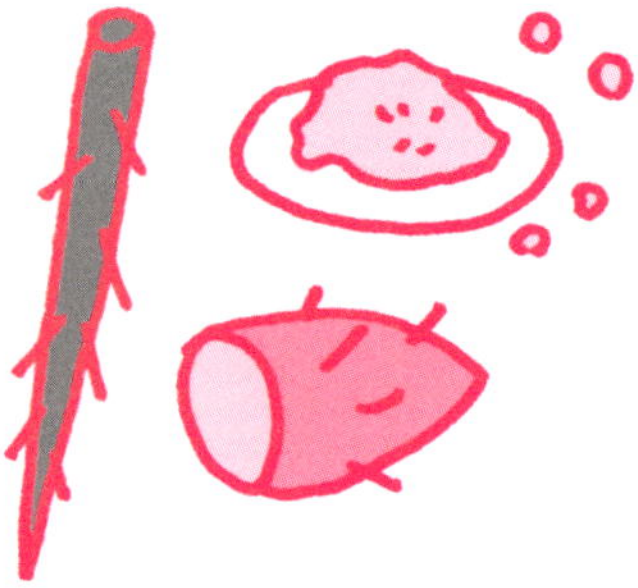

不溶性食物繊維の多いもの

ごぼう、おから、大豆、いんげん豆、干ししいたけ、切り干し大根、さつまいも、かぼちゃなど。便の量を増やし、ぜん動運動を促す。

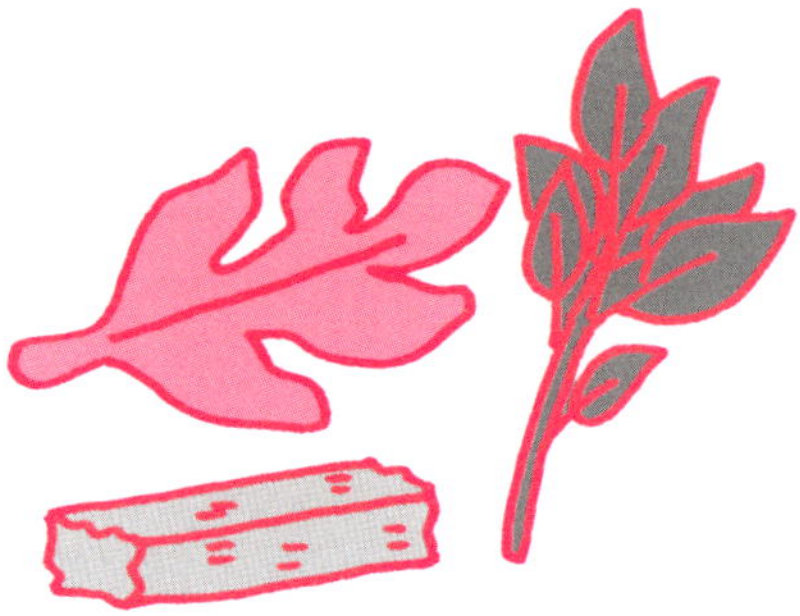

水溶性食物繊維の多いもの

海藻、寒天、大豆、エシャロット、らっきょう、納豆、ごぼう、アボカド、モロヘイヤなど。便が硬い時、軟らかくしてくれる。不溶性 2：水溶性 1 のバランスが理想。

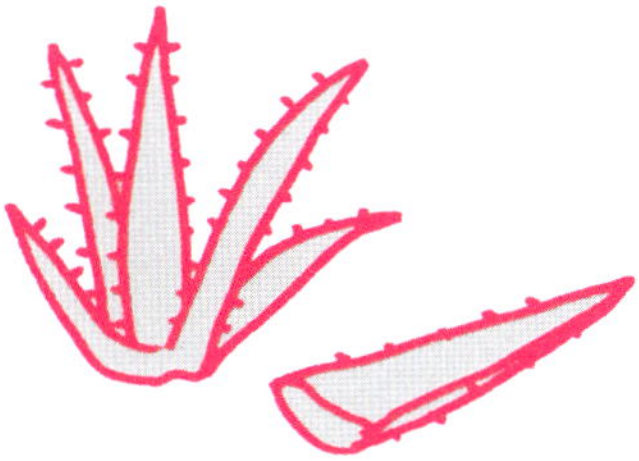

アロエベラ

多糖類がとても多いだけでなく、200 種類以上の有効成分をもつスーパーフード。下痢の時は水分を吸い、便秘の時は水分を供給する作用も。

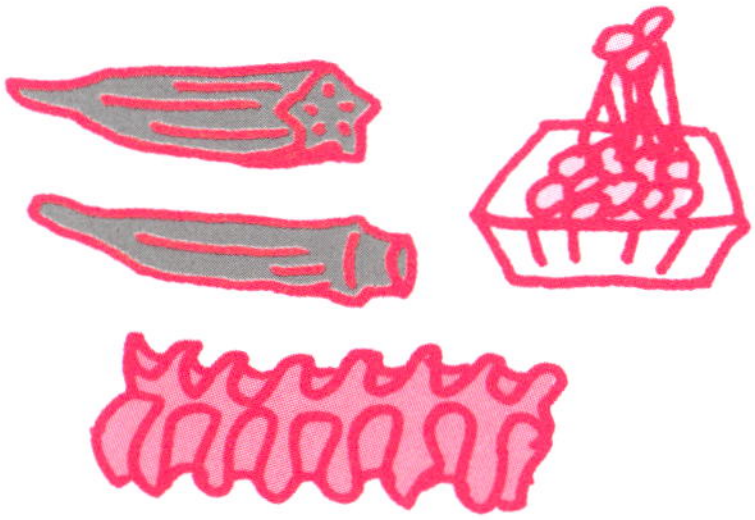

ネバネバ食品

ネバリやヌメリがある食品は多糖類という水溶性食物繊維が多く、これが善玉菌をとても増やし、免疫を上げる。オクラ、納豆、めかぶ、モロヘイヤ、やまいも、さといもなど。

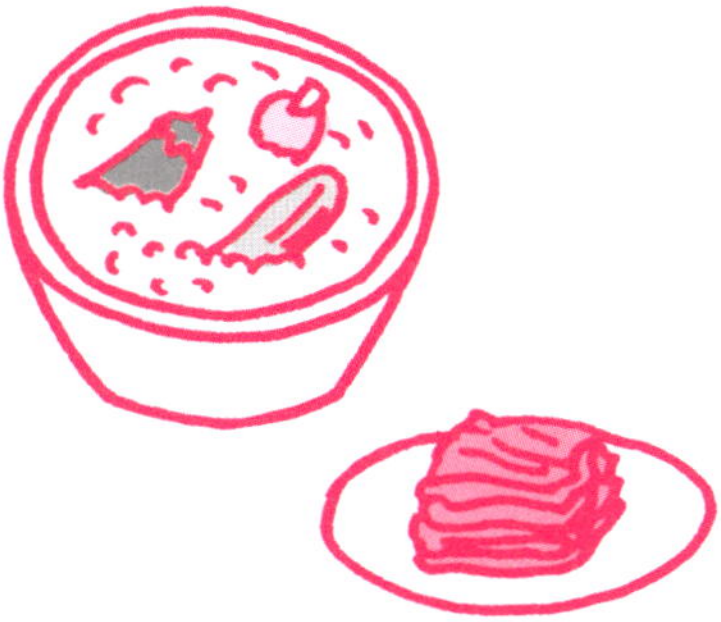

植物由来の乳酸菌

植物由来の乳酸菌は胃酸や胆汁にも、簡単にやられずに腸まで届きやすく、自分の善玉菌を賦活する。納豆、生味噌、ぬか漬け、キムチ、すぐき漬け、塩麹漬け、粕漬け、ザワークラウトなど。

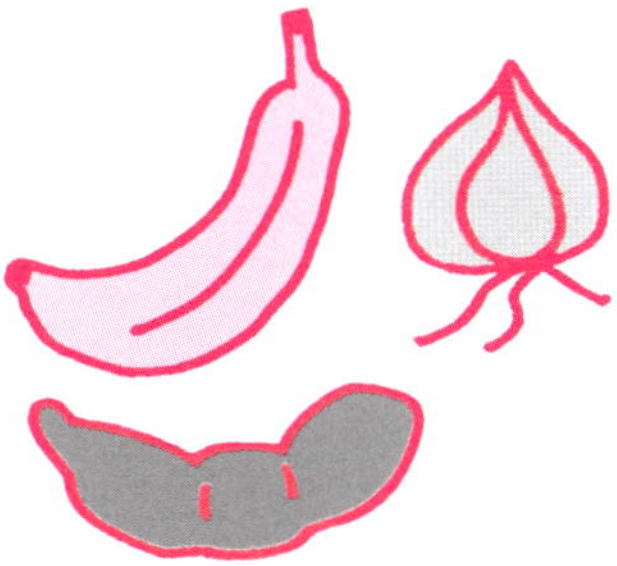

オリゴ糖の多いもの

6ｇのオリゴ糖を２週間毎日摂取すれば、10％しかいなかったビフィズス菌が２週間で 50％に増えた例もある。玉ねぎやバナナ、はちみつ、大豆、ごぼう、味噌、ヤーコン、アスパラガスなどがおすすめ。サプリメントならラフィノース。

腸内フローラを悪化させるもの

逆に、悪玉菌を増やして腸内フローラを悪化させてしまう生活習慣や食べ物もあります。便秘やガスなどに悩んでいる人は特に、思い当たることも多いのでは？　こうしたことはできるだけ避けて、腸内環境を良くしていくことを心がけましょう。

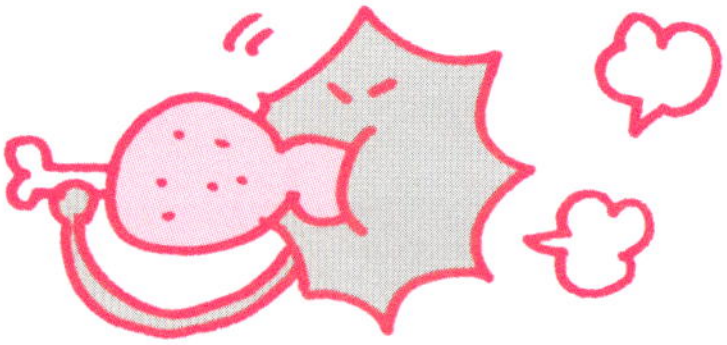

肉の食べすぎ

肉のたんぱく質は、悪玉菌が大好きなエサ。近年糖質制限して肉食を奨励する健康法もあるようだが、ウェルシュ菌、ディフィシル菌などの悪玉菌は動物由来のたんぱく質を分解して有害物質をつくり出すことがわかっている。

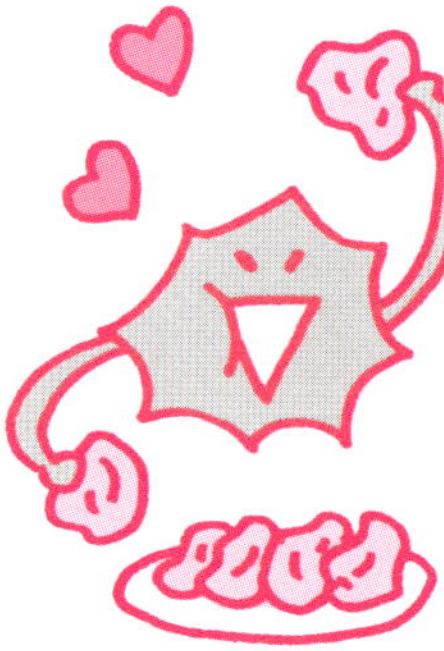

動物性脂肪、揚げ物の摂りすぎ

動物性脂肪、揚げ物などの酸化した油も悪玉菌の大好物。また、脂肪分解のために胆汁酸が多くつくられ、そのうちの5%は2次胆汁酸という強力な発がん物質になる。

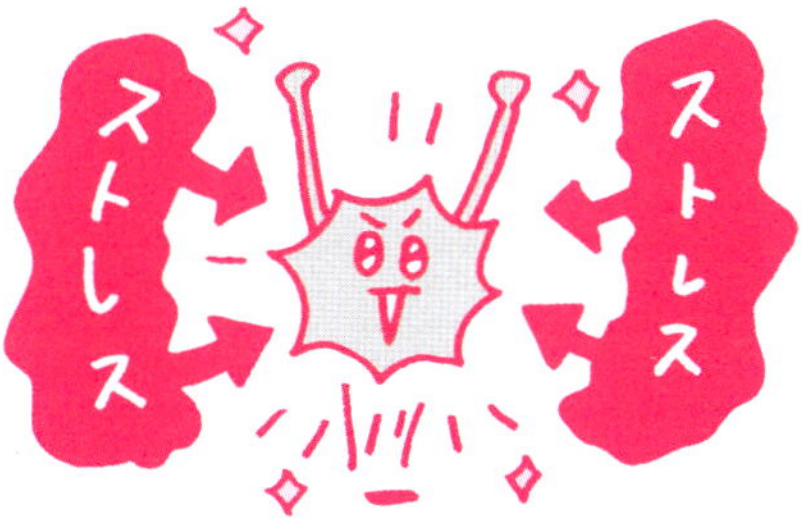

ストレス

ストレスで交感神経が優位になり不安と緊張が高まると、悪玉菌が増えてしまうことがわかっている。胃腸の働き自体も落ちる。

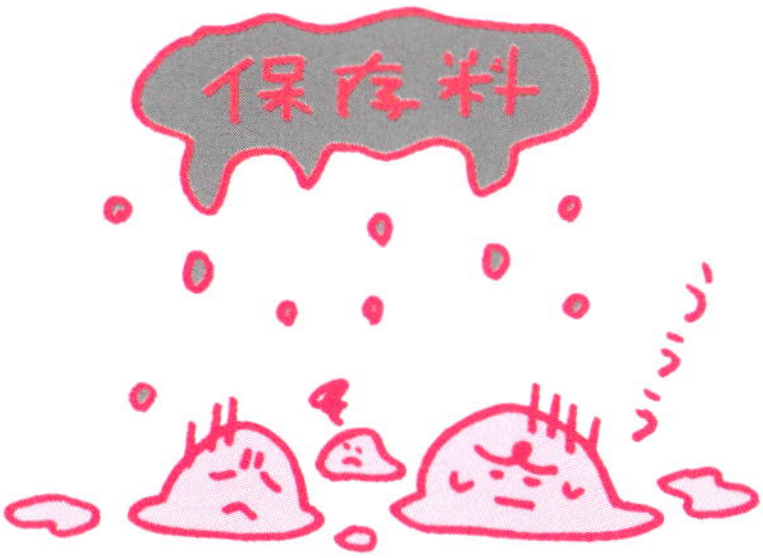

合成保存料、抗生物質

活性酸素の章でも添加物のことは書いたが、防腐剤や保存料、pH 調整剤が加工食品に使われすぎている。菌を抑制するための化学物質なので腸内細菌への影響もある。また抗生物質は病原菌だけでなく良い菌も殺す。

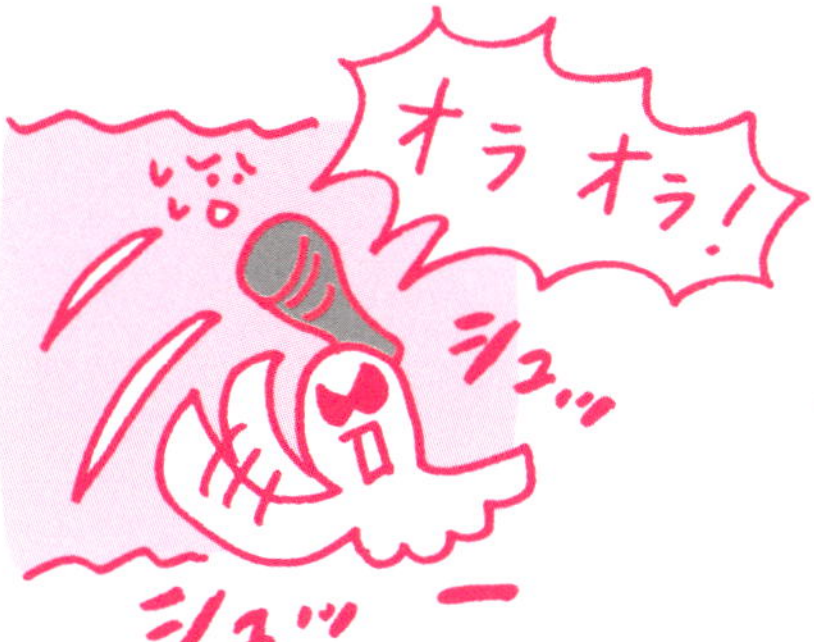

小麦グルテン

品種改良された外国産小麦のグルテンに増えているグリアジンというたんぱく質が、腸壁を傷つけて炎症を起こしやすくしてしまい、大きい分子が腸から血中にいくことでアレルギーを引き起こすリーキーガット症候群が問題になっている。

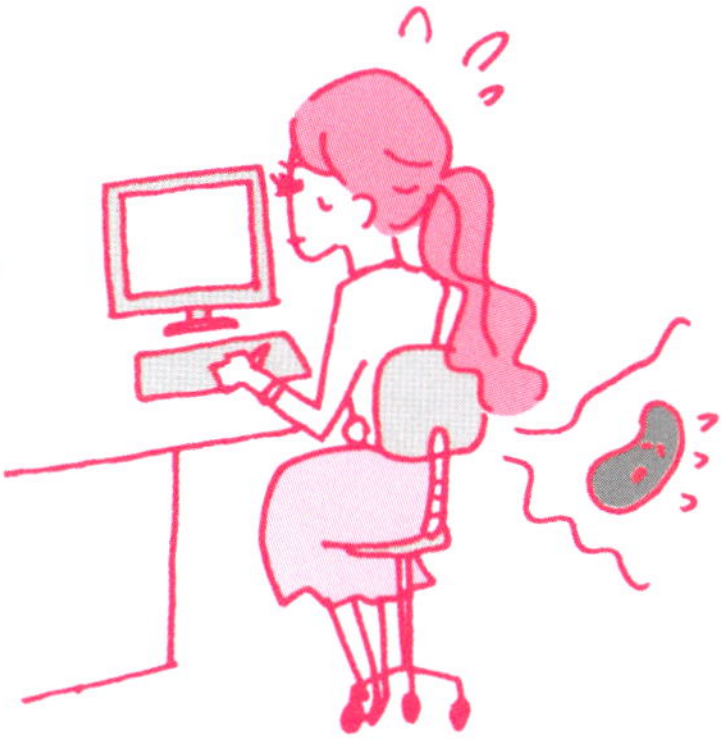

便秘、便の我慢

大腸での便の滞在時間は 12 〜 48 時間。便秘で滞在時間が延びると腸内で腐敗して悪玉菌が増殖しやすい。また便意の我慢が慢性的になると、直腸が刺激に慣れてしまい、便意が起こらなくなったり弱くなったりしてしまう。

短鎖脂肪酸を増やそう！

腸のアンチエイジング物質として、近年注目されているのが「短鎖脂肪酸」です。食べ物にも含まれますが、腸内細菌が腸でつくり出すものが何より重要です。

短鎖脂肪酸には酢酸、プロピオン酸、酪酸などがありますが、**腸内を弱酸性の環境にすることで有害な菌の増殖を防ぎ、腸の粘膜の栄養源になり、蠕動運動を促進するので便秘の解消にも効果があります**。そして、短鎖脂肪酸は余分な脂肪の取り込みをブロックし、筋肉に作用して脂肪を燃やすので、**食べても太らない体をつくります**。短鎖脂肪酸が増えるとインスリンの分泌も良くなることから糖尿病や糖化にも効果が期待できます。その他アレルギー反応を抑えたり、セロトニンを増やしたり、抗がん、抗炎症などさまざまなパワーがあります。

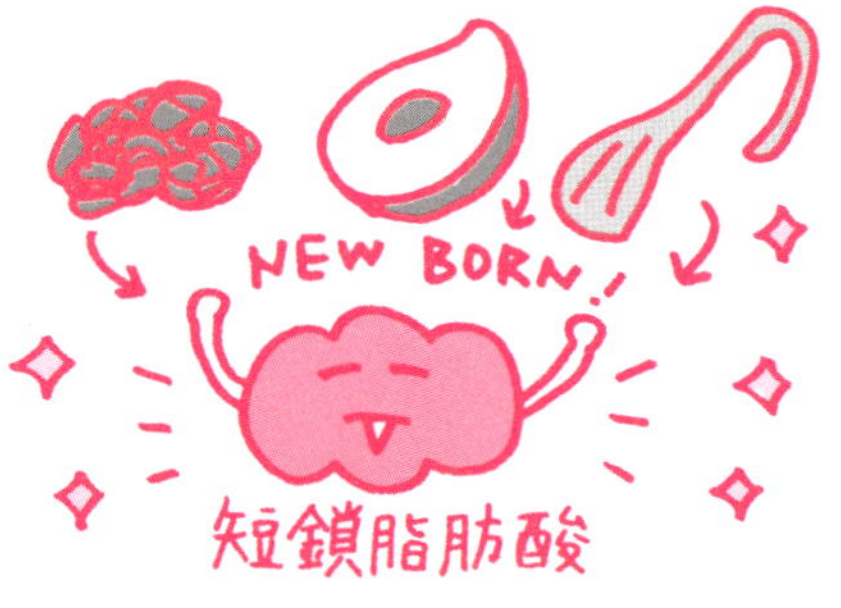

水溶性食物繊維

海藻、寒天、エシャロット、納豆、オクラ、ごぼう、アボカド、モロヘイヤなど水溶性食物繊維を腸内細菌が発酵させることで短鎖脂肪酸をつくる！

レジスタントサーチ

冷やご飯、冷製パスタ、冷麺などに多い消化されにくいでんぷん質。小腸で消化・吸収されずに大腸まで届くことで、腸内のビフィズス菌などがこれを食べて短鎖脂肪酸を増やす。

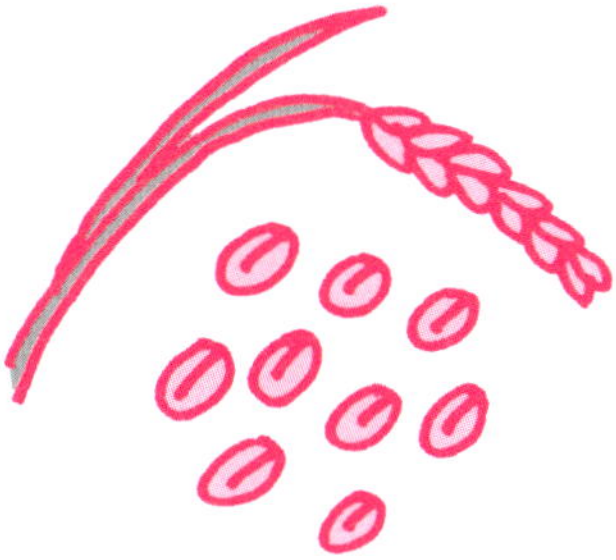

大麦β-グルカン

世界最古の穀物とされる大麦には、約10%の食物繊維が含まれるが、そのうち半分がβ-グルカンという水溶性食物繊維。これを腸内細菌が発酵させると、短鎖脂肪酸を劇的に増やせる。なかでもおすすめなのが九州熊本県菊池産の無農薬・無化学肥料栽培の押し麦　¥528+税（七城町特産品センター／菊池まるごと市場）

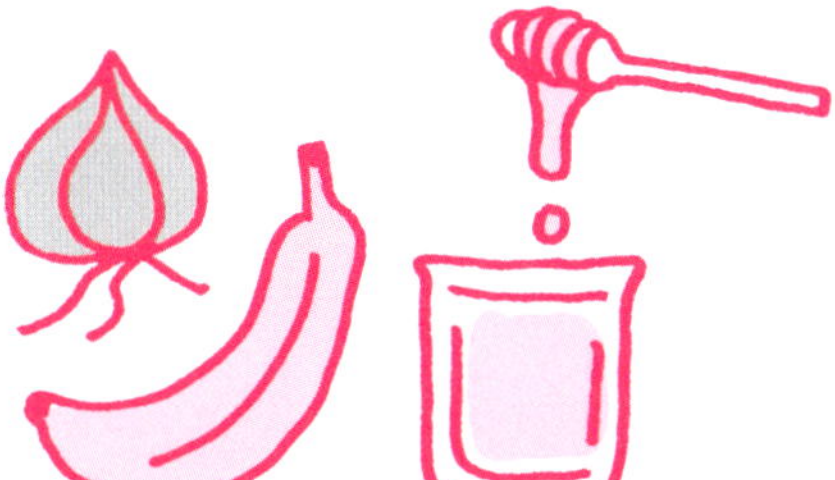

オリゴ糖の多いもの

オリゴ糖を分解する時にも、短鎖脂肪酸をたくさんつくる。玉ねぎやバナナ、ハチミツ、大豆、ごぼう、味噌、ヤーコン、アスパラガスなど。

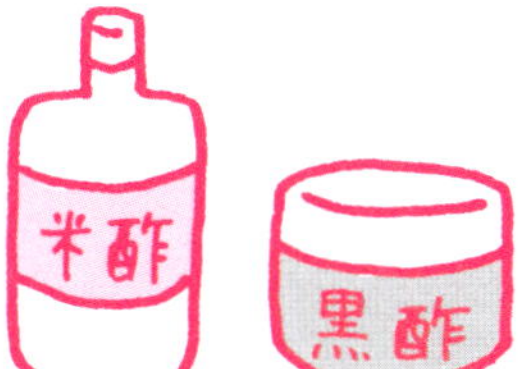

黒酢、お酢、バルサミコ

酢酸という短鎖脂肪酸が多いので、腸で吸収されると粘膜を回復させ、悪玉菌の増殖を防ぐ。

悪玉菌にも存在意義がある

理想的な腸内フローラの比率は善玉菌３：悪玉菌１：日和見菌６と言われますが、悪玉菌１というのは、なくてもいいじゃないかと思ってしまいませんか？

私たちが母体にいる時、腸の中は無菌状態です。それが生まれる時にお母さんの産道付近の細菌が口に入り、その後も病院のベッド、お母さんや助産師さん、看護師さんの手、空気などからいろいろな菌が腸内に入り増殖します。もし腸内細菌がゼロのままだと例えばケガをした時に傷が治りにくくなったり、免疫力がとても低くなるそうです。免疫とはざっくり言うと「味方」と「敵」を見極めて敵をやっつけるという機能です。たくさんの敵と接することで、その敵に最適な攻撃方法を身につけ、効果的な武器のつくり方を学ぶことができます。味方を攻撃しないことをきちんと学ぶと言うことも免疫にとって大事なことで、これを学べないと、アレルギーになりやすくなります。これを学ぶのは白血球のT細胞達で、学び舎は胸腺という臓器ですが、胸腺は20歳を境にだんだん萎縮してしまいます。**要するに20歳までにど**

れだけたくさんの外敵と接しているかで、その後の免疫力に差が出てしまうのです！　大人も菌と付き合わないようにしていると次第に免疫力が落ちてきます。

赤ちゃんがなぜ、何でもペロペロなめるのかも、なぜ家畜と触れ合うモンゴルの遊牧民にほとんどアレルギーが見られないのかもこれでわかりますね。ところが日本では抗菌グッズがどんどん増え、授乳前に乳首を除菌シートで拭うママまでいます。もちろん不潔にしろというわけではありませんが、ちょっと過剰と言えるかも。

腸内にいる悪玉菌も全部なくしてしまえばいいかというと、そういうわけではありません。悪玉菌はいわば「ちょい悪菌」。善玉菌がより良く活動するためにもちょい悪菌は適度にいたほうがいいし、赤痢菌、サルモネラ菌、ボツリヌス菌、病原性大腸菌、緑膿菌、コレラ菌など、**本当の「大悪玉菌」が来た時、これを攻撃してくれるのが「ちょい悪菌」なのです**。悪玉菌を撲滅するのではなく、善玉菌が優勢であることが大切です。

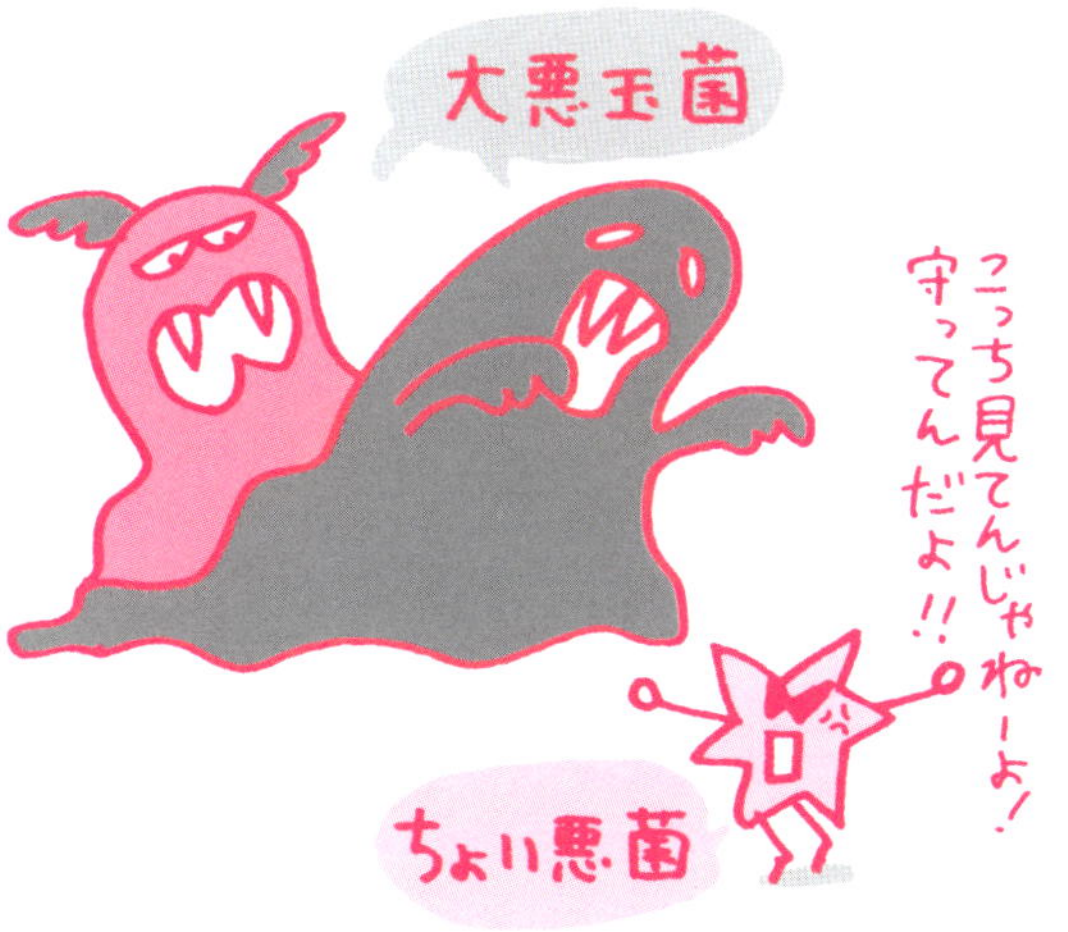

大悪玉菌
こっち見てんじゃねーよ！
守ってんだよ!!
ちょい悪菌

Note

赤血球は腸でつくられる!?

赤血球は骨髄でつくられるというのが現在の医学の常識ですが、岐阜大学の教授だった亡き千島喜久男博士は、赤血球は食べ物が変化して腸でつくられるという「腸管造血説」を説いています。博士の医学全集を読むと、実際腸の絨毛で赤血球が生み出される顕微鏡写真などもたくさん載っており、そのすごい情熱に心打たれるばかりです。

現代の生理学で定説とされている「骨髄造血説」は、飢餓状態にした動物を用いた実験による学説で、正常な栄養状態の動物ではまだ証明されているわけではありません。また、通常老年になると脂肪骨髄になっていきますが、老人が必ず貧血というわけでもありません。

骨髄造血は、「栄養不足の時に限り、組織や細胞から血球へ逆戻りする」という千島博士の理論で説明することもできます。これは断食健康法の裏付けにもなる話ですね。

食べ物が私たちの体をつくっているのは事実ですが、実はもっとダイレクトに形作っているかもしれないし、もしかしたら造血までしているとなると腸の存在はますます重要です。今後の医学的解明をぜひ待ちたいところです。

第4章

押さえるべき食品

私たちの細胞は、毎日の食べ物から得る栄養素に、どんどん入れ替わっています。さまざまな栄養素すべてが大切ですが、私が特に重要だと位置づけているのが「油」と「ミネラル」です。そして海外のスーパーフードが流行りですが、日本古来のスーパーフードはもっとすごい！　本物の選び方をご紹介します。

その1 オイルできれいになる！

油がどうして重要か？

脂質は体を動かすエネルギーになるだけでなく、全身60兆個の細胞膜の原料です。細胞膜は栄養を取り入れたり、老廃物を排出する出入口です。神経細胞のかたまりである脳は水分を除くと約60％は脂質ですし、各種ホルモンの原料、食べ物の消化、吸収、脂溶性ビタミンの運搬、体温を正常に整える役割など、脂質は私たちの健康と美容にとって大変重要な働きを持っています。

脂質の体内での役割

- 体を動かすエネルギー
- 細胞膜の原料
- ホルモンの原料
- 血液の原料
- プロスタグランディン（局所ホルモン）の原料

脂質でできた体の組織は、毎日私たちが口から入れる油にどんどんと置き換わっていきますので、どんな油を選ぶかがとても重要になってくるのです。

ひとくちに脂質と言っても、脂肪酸、中性脂肪、コレステロール、リン脂質など、いろいろな種類があり、脂肪酸の中にも、美容に嬉しいオメガ3脂肪酸もあれば、悪名高いトランス脂肪酸などさまざまな種類が存在します。

太るイメージがある油ですが、良くない油を摂りすぎない限り、むしろ悪玉コレステロール値を下げてくれたり、細胞膜を柔らかくしてアレルギーを防いだり、美肌に導いたり、中性脂肪を燃焼させたりしてくれる油もあります。

しかしスーパーなどに流通しているサラダ油の多くは紅花油、コーン油、大豆油などの酸化しやすいオメガ6脂肪酸の多い植物油が使われています。作り方も石油系の溶剤ノルマンヘキサンで脂肪を溶かし出して、そのあと200℃以上の高温で何度も加熱して薬品で脱臭脱色するという方法になっているため、「ヒドロキシノネナール」という神経毒性のある物質が発生してしまうことが指摘されていますし、加熱に弱い栄養素や抗酸化力のある色素なども消えてしまいます。

美しくなるためには、化粧品以上に毎日の食用油にこそ気を配ってほしいものです。

現代の油はこうして作られている

江戸時代から昭和20年代までは、油は主に「石臼式玉搾り法」という方法で搾られていました。原料になる植物の種子や果実に圧力をかけて搾り取る、まるでコールドプレスジュースのようなオーソドックスな方法です。こうした低温圧搾法であれば油の変質も少なく、良質な脂肪酸や抗酸化物質がたっぷり含まれています。

ところが圧搾法より原料に含まれる油分をたくさん搾れるという理由で、昭和30年代の高度経済成長期に始まったのが、**石油系溶剤のノルマンヘキサン抽出法です**。低温圧搾では含まれる油分の約30％ほどしか搾れなかったものが、100％近く搾れるようになるので現代ではこちらの作り方が主流となっており、スーパーで売っているサラダ油のほとんどがこのタイプです。原料にヘキサンをかけて油分を溶かし出しますが、**ヘキサンはガソリンやベンジンの主成分で急性毒性もあるので、これを蒸発させるために高温で加熱して薬品で脱臭、脱色する必要があります**。そのためトランス脂肪酸が増え、加熱に弱い脂肪酸は変質し、有効成分はかなり消滅してしまっています。

現代の油の作り方　ノルマンヘキサン抽出法

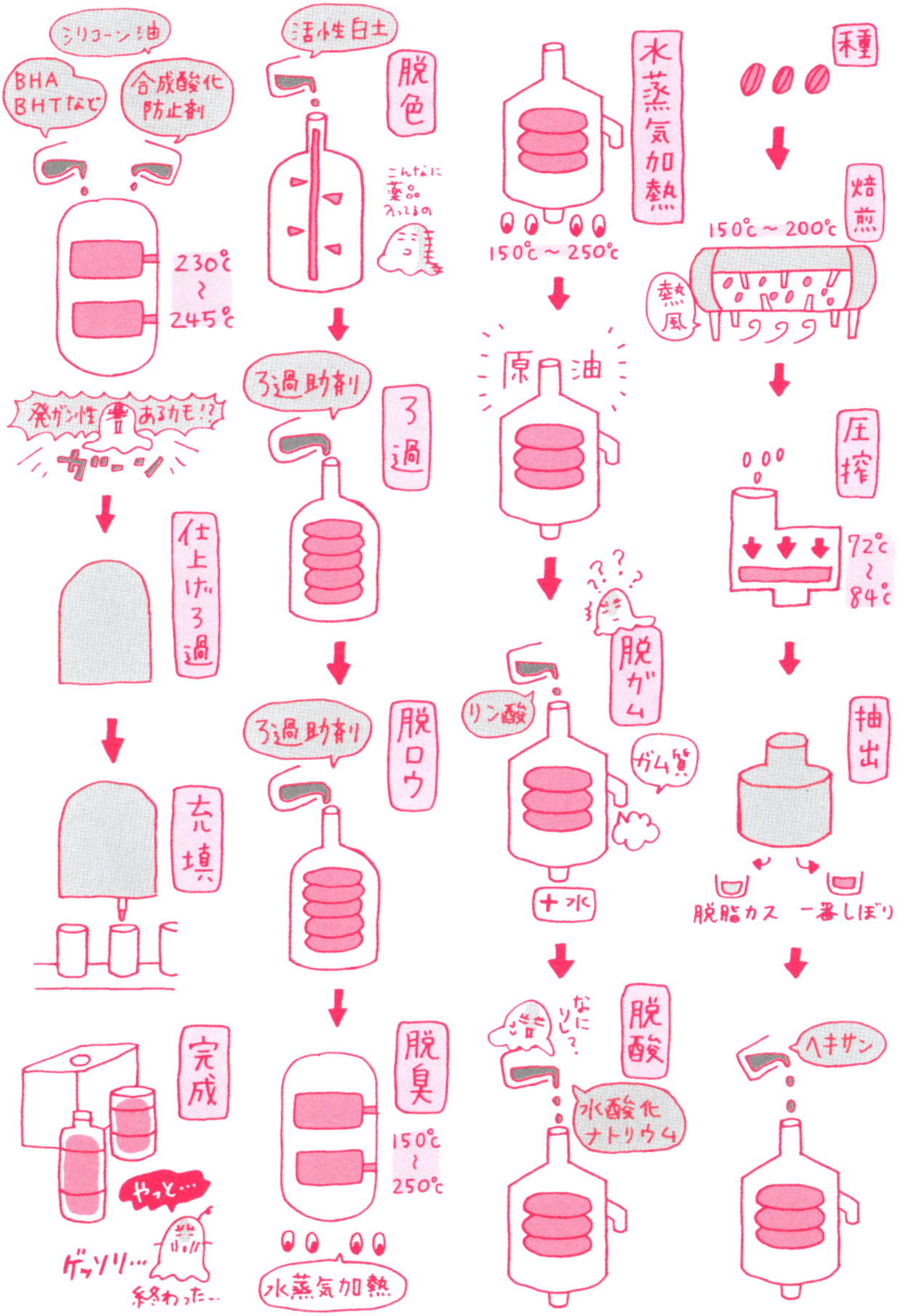

種
焙煎
150℃～200℃
熱風
圧搾
72℃～84℃
抽出
脱脂カス
一番しぼり
ヘキサン
水蒸気加熱
150℃～250℃
原油
脱ガム
リン酸
ガム質
＋水
脱酸
なにソレ？
水酸化ナトリウム
脱色
活性白土
こんなに薬品入ってるの
ろ過
ろ過助剤
脱ロウ
ろ過助剤
脱臭
150℃～250℃
水蒸気加熱
シリコーン油
BHA BHTなど
合成酸化防止剤
230℃～245℃
発ガン性あるカモ!?
ガーン
仕上げろ過
充填
完成
やっと…
ゲッソリ…
終わった…

昔ながらの油の搾り方

江戸時代は矢締め式や油搾木式といった、種子を臼に入れて石を置いて木組みして人力で圧をかけるといった方法や、石臼の重みに圧を加えて搾る石臼式玉搾り法などが主流でした。明治30年代には、らせんのスクリューで、もっと効果的に圧を加えて搾る圧搾機が導入されるようになり、だいぶ効率的に油が搾れるようになりました。

こうした**昔ながらの圧搾法というのは、油自体を高温加熱したり薬剤を加えないので栄養価が高く、油の劣化も少なく、フィトエナジーに満ちた美しい黄金色や緑色をしています**。

ビューティーエイジングのためには、ぜひこうした油を摂るようにしてください。どんな油があなたの細胞膜になるか、どんな油がお肌になるか、どんな油がホルモンになるか、どんな油が脳になるか、それはとても重要で大切な問題です。

次ページでご紹介しているのは、私が油作りでお世話になっている鹿北製油さんの低温圧搾油の搾り方の一例です。前のページのノルマンヘキサン抽出法と比べてみると、どれほどシンプルな製造方法かわかると思います。

低温圧搾法の油の製造方法

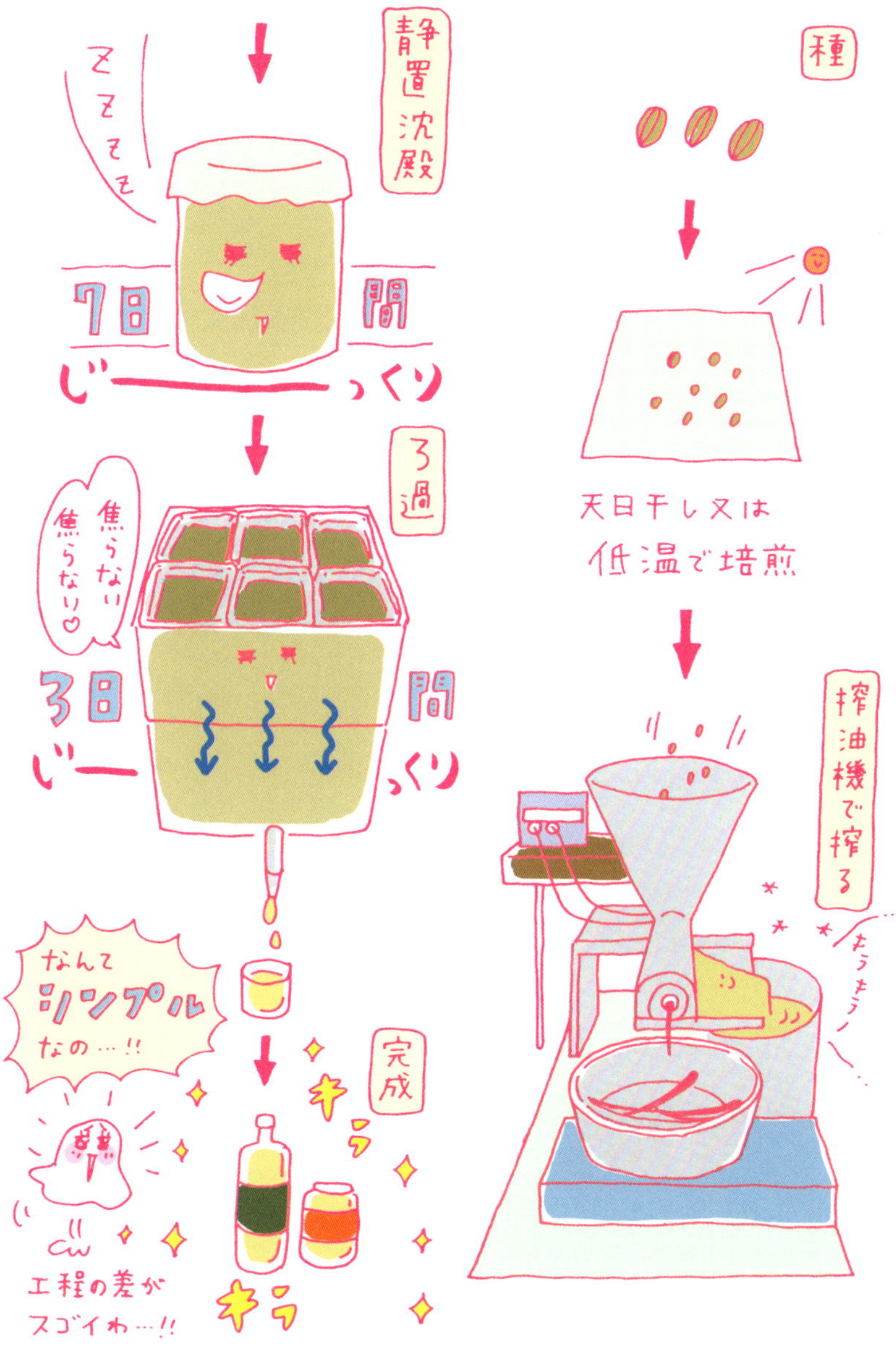

きれいになるオイル、摂らないほうがいいオイル

ノルマンヘキサン抽出法の油をやめ、低温圧搾法の油に替えたら、次はオイルの種類を選びましょう。きれいになるために積極的に摂るべきオイルを摂取し、摂りすぎないほうがいいオイルは少なめに、口に入れないほうがいいオイルは断つようにすれば、細胞膜やホルモン、脳機能、アレルギー症状、ＰＭＳ、肌の美しさなどにみるみる変化が訪れます。

積極的に摂るべきオイル

オメガ3脂肪酸

α-リノレン酸

亜麻仁油・えごま油・チアシード油・グリーンナッツ油 など

体内では合成できないので必ず摂取しないといけない必須脂肪酸。1日大さじ1杯を目安に、生のままサラダや納豆にかけて。酸化しやすいので冷蔵庫保存で早めに使いきること。

細胞膜が柔らかくなるので、栄養の吸収も老廃物の排出もスムーズに。美しい肌や髪、抗アレルギーのために。

DHA・EPA

青魚・オキアミなど魚介類の油

脳は水を除くと約60%が脂質でできていますが、そのうちの25%がDHAで、特に記憶力に関わっています。目の網膜の脂質の約60%もDHAなので目にも大切な油です。

EPAは血液をサラサラにして血行を良くして、血栓症や動脈硬化を防ぐ効果がありますし、お肌のうるおいを司るセラミドの原料にもなります。

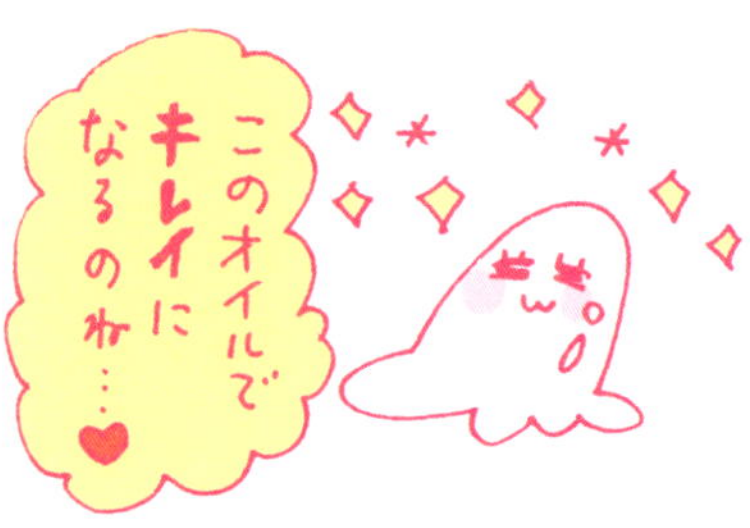

減らしていくオイル

オメガ6脂肪酸

リノール酸

コーン油、紅花油、大豆油 など

必須脂肪酸ですが、摂りすぎると細胞膜を硬くしアトピー、花粉症、様々な炎症が悪化することが指摘されています。一般のサラダ油に使われていることが多いのと、あらゆるオイルにも含まれているので、現代人は摂りすぎ傾向にあります。

飽和脂肪酸

パルミチン酸、ステアリン酸 など

牛肉、豚肉、鶏肉 など

植物油より酸化しにくい点はいいのですが、常温で固まり、人間は牛や豚などの動物よりも体温が低いので、動物性脂肪を摂ると体内で固まりやすく、摂りすぎると血中コレステロール値を上げて血液の流れが悪くなります。

摂るべきオイル

オメガ9脂肪酸

オレイン酸

オリーブ油、アボカド油、菜種油 など

不飽和脂肪酸の中で一番融点が高くて酸化しにくいため、加熱調理に向きます。必須脂肪酸ではありませんが、悪玉コレステロールだけを下げる働きがあることや、胃酸の過剰な分泌を防いだり、便秘解消にも役立つと言われています。

飽和脂肪酸

ラウリン酸、ミリスチン酸 など

ココナッツオイル

飽和脂肪酸ですが中鎖脂肪酸が多く、肝臓ですみやかに吸収されエネルギーとして使用されダイエットにもよいと言われています。アルツハイマーの予防や改善にも役立ちます。酸化に強いので加熱料理用の油に最適です。

摂らないほうがいいオイル

トランス脂肪酸

マーガリン、ショートニング、ヘキサン抽出の油

人間が手を加えたため自然界にはあまりない不自然な構造で、細胞膜に取り込まれるとウイルスや細菌が進入しやすく、アレルギー、動脈硬化、がん、認知症のリスクを高めます。パンやお菓子などに含まれています。

その2 ミネラルを笑う者はミネラルに泣く！

骨から老けるなかれ

体を構成する栄養素の中で、**ミネラルが占めるのは約5％です。微量ですが、ミネラルは体内で合成することができないので、必ず不足しないように食べ物で摂らないといけない上に、体の中で絶大な働きをしています。**

酵素は体のすべての働きを司りますが、その酵素のほとんどの働きにミネラルも関与しています。例えば亜鉛というミネラル1つをとっても、100種類以上の酵素の活動を助けている上に、成長ホルモンや性ホルモンの働きも助けています。脳の神経伝達物質の働きにもミネラルが大きく関わるので、精神や脳の働きにも関与しますし、ミネラル不足はうつ、低体温、肌荒れ、肩こり、口内炎、体重増加、免疫力にも関わります。活性酸素を無害化するSOD

酵素もミネラルとたんぱく質でできています。

ミネラル不足だと動悸や息切れが増え、疲れやすくだるくなり、無気力で集中力がなく、イライラします。筋肉は硬くなり、つりやすくなりますし現代の子供に増えている発達障害などもミネラルとの関連が指摘されています。ミネラル摂取で学校の成績が上がった例もあります。

もちろん骨や歯もつくっているので、**ミネラル不足だと骨から老けてしまい、骨が痩せてもろくなり、その上にのる皮膚はしわっぽくなり、ほうれい線は深くなり、目の下もたるみます**。ミネラルを不足なく摂って、骨から老けるなかれ!!

ミネラル不足チェックリスト

□イライラする、集中力がない
□動悸、息切れがする
□足がつりやすい、むくみやすい
□体がだるい、夏バテしやすい
□爪がもろい、抜け毛、白髪が増えた
□貧血、冷え性
□肌のハリがない

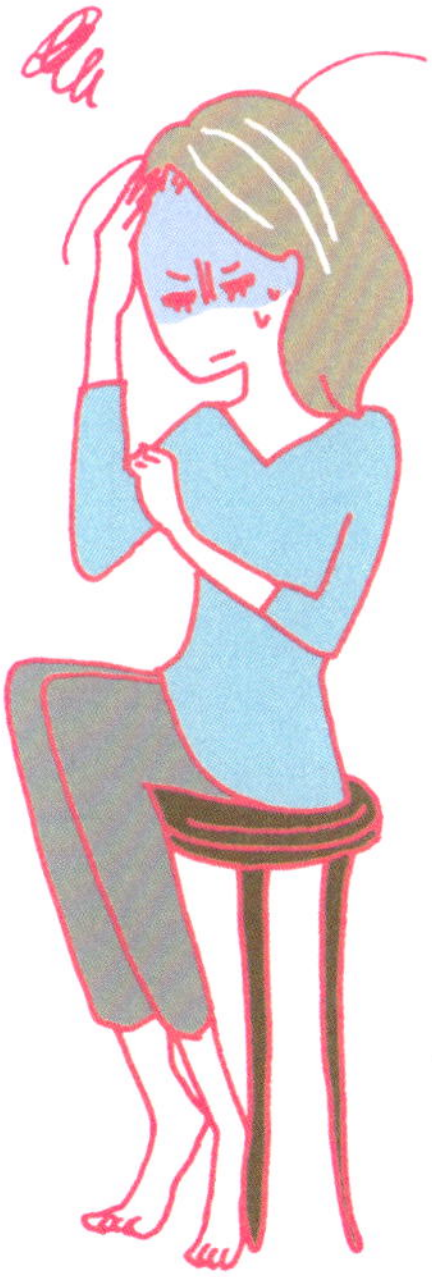

なぜ現代人がミネラル不足になりやすいのか？

私たちがミネラル不足になりやすい理由の1つは、日本の農業が農薬や化学肥料に頼りすぎて土が枯れて、**野菜に含まれるミネラル分がすごく減っている**こと。例えばほうれん草の鉄分はこの50年で5分の1以下へ、にんじんは10分の1、大根は5分の1となり、その結果さらに農薬や化学肥料が投入されるという悪循環に陥っています。

また、**穀物が精製されるようになったことや、「重合リン酸塩」という添加物の使用が増えていることも問題です**。「重合リン酸塩」は食品に普通に含まれているリンとは違い、リン酸塩がいくつもくっついた形をしていて、あらゆる必須ミネラルの吸収を強力に阻害します。ソーセージや缶詰、レトルト食品、練り物、清涼飲料水に使われていることが多いです。

また、ダシの素では無添加のものでも十分なミネラルが摂れません。

野菜100g中の鉄分の含有量

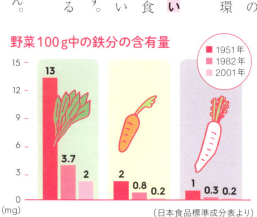

（日本食品標準成分表より）

ミネラル不足になる理由

重合リン酸塩使用の加工品の増加

加工品によく使用されている添加物で、あらゆる必須ミネラルの吸収を強力に阻害する。表示名称は「メタリン酸Ｎａ」「ピロリン酸Ｎａ」「ポリリン酸Ｎａ」などだが、複数含まれていると「リン酸塩（Ｎａ）」という表示だけになっている。

化学調味料に頼ってダシをとらない

脳の興奮毒であると指摘される「グルタミン酸 Na」などの化学調味料があらゆる加工品に使用されている。たくさん摂っても味覚がマヒして気づきにくい。「アミノ酸等」とだけ書いておけば、何種類化学調味料を入れようが、この中に含ませることができる。

甘味料、油、穀物も精製されている

甘味料も精製された白砂糖やブドウ糖果糖液糖や、コーンシロップが主流でミネラルがなくなっている。油もヘキサン抽出で精製されているのでミネラルが流出してしまっているし、小麦やお米も精製度が上がっている。

ダシの素では十分なミネラルが摂れない

無添加のダシの素に入っているたんぱく加水分解物、酵母エキスに注意。たんぱく加水分解物は、加工肉や魚の残渣や、大豆油カスを塩酸や酵素で分解してつくり、酵母エキスは食品の残渣の酵母を培養し、そのたんぱく質を加水分解したアミノ酸。化学調味料に似た強い旨味成分で、味覚をかく乱し、ミネラル不足に気づけない。

加工品の野菜はミネラルが減っている

コンビニやスーパーの野菜サラダやお漬物は、消毒のため「次亜塩素酸」のプールに漬けられたものなので、ミネラルやビタミンがかなり流出している。惣菜に使用されている野菜も、水煮を繰り返してミネラルが抜けたパック野菜に味付けしていることが多い。

ミネラルの種類と効能

ミネラルは全体では約120種類ほどあります。人間の体内には16種類のミネラルが必須と言われ、中でも特に不可欠な7種類のミネラルを「主要必須ミネラル」、残りの9種類を「微量必須ミネラル」と呼びます。

しかしその他のミネラルの中にも、微量でも必須なのではないかと言われるものもあり、要するにミネラルは約60種類ほどのミネラルの全体のバランスによって作用するので、種類豊富にバランス良く摂取していることが大切なのです。

必須ミネラル16種類

- ナトリウム
- マグネシウム
- リン
- イオウ
- 塩素
- カリウム
- カルシウム
- クロム
- マンガン
- 鉄
- コバルト
- 銅
- 亜鉛
- セレン
- モリブデン
- ヨウ素

赤字は主要ミネラル、その他は微量ミネラル。1日の摂取量が100mg以上のものが主要ミネラルで、100mg未満のものが微量ミネラル。

●この本をどこでお知りになりましたか?(複数回答可)

1. 書店で実物を見て　　2. 知人にすすめられて
3. テレビで観た(番組名：　　　　　　　　)
4. ラジオで聴いた(番組名：　　　　　　　　)
5. 新聞・雑誌の書評や記事(紙・誌名：　　　　　　　　)
6. インターネットで(具体的に：　　　　　　　　)
7. 新聞広告(　　　　新聞)　　8. その他(　　　　　　　　)

●購入された動機は何ですか?(複数回答可)

1. タイトルにひかれた　　2. テーマに興味をもった
3. 装丁・デザインにひかれた　　4. 広告や書評にひかれた
5. その他(　　　　　　　　)

●この本で特に良かったページはありますか?

[　　　　　　　　]

●最近気になる人や話題はありますか?

[　　　　　　　　]

●この本についてのご意見・ご感想をお書きください。

[　　　　　　　　]

以上となります。ご協力ありがとうございました。

郵便はがき

お手数ですが
切手を
お貼りください

150-8482

東京都渋谷区恵比寿4-4-9
えびす大黑ビル
ワニブックス 書籍編集部

お買い求めいただいた本のタイトル

本書をお買い上げいただきまして、誠にありがとうございます。
本アンケートにお答えいただけたら幸いです。
ご返信いただいた方の中から、
抽選で毎月5名様に図書カード(1000円分)をプレゼントします。

ご住所 〒 TEL(　　-　　-　　)	
(ふりがな) お名前	
ご職業	年齢　　歳
	性別　男・女
いただいたご感想を、新聞広告などに匿名で使用してもよろしいですか?　(はい・いいえ)	

※ご記入いただいた「個人情報」は、許可なく他の目的で使用することはありません。
※いただいたご感想は、一部内容を改変させていただく可能性があります。

私が注目しているミネラル

マグネシウム

お酒を飲む人、肉体労働の人、
ストレスの多い人は不足しがち！

●リン酸マグネシウムの形で骨と歯に存在する（約 55%がこれ）。
●約 300 種類もの酵素の働きを助けている。
●細胞内に存在して天然のクーラーの役割をし、体温調節がうまくいく。
●筋肉の収縮、血圧の正常化、代謝にも関わる。

【マグネシウムの多いもの】

あおさ、青海苔、わかめ、ひじき、昆布、干しエビ、焼き海苔、ココア、アマランサス、大豆、きなこ、煮干し、豆味噌、粒入りマスタードなど

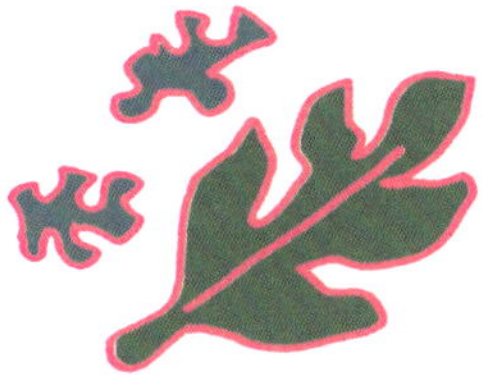

POINT

●リンの多量摂取はマグネシウムの吸収を妨げる(リンが多いのは乳製品)。
●過剰に摂っても腎臓から排出されるが、腎臓疾患の方は注意。

カルシウム

イライラが多く、動悸息切れ、
骨が弱い方は不足してる！？

●リン酸カルシウム、炭酸カルシウムの形で骨と歯に存在する（約 99%がこれ）。
●神経細胞で情報を伝達する。筋肉を収縮させる。
●大腸がん、子宮内膜がんを予防する。

【カルシウムの多いもの】

干しエビ、煮干し、小魚類、海藻、焼き海苔、ごま、きくらげ、切り干し大根、抹茶、パセリ、モロヘイヤ、バジル、厚揚げ、しそ、大根葉、ケール、小松菜など

POINT

●タンパク質の多いものや炭水化物と一緒に摂ると吸収が良くなる。
●お酢や柑橘系のものと一緒に摂ると吸収が良くなる。

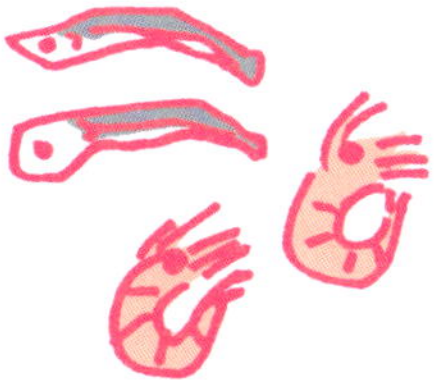

鉄　貧血の方、冷え性、疲労、倦怠、顔色が悪い方は鉄不足かも！

●赤血球のヘモグロビンに多く含まれ、体の隅々に酸素を運ぶ。
●女性は月経時に通常時の約２倍もの鉄を失う。子宮筋腫、潰瘍がある人も鉄が不足しがち。
●活性酸素「過酸化水素」を体内で無害化する酵素カタラーゼの補酵素。

【鉄の多いもの】

ヘム鉄（吸収率約20%）：レバー、肉類、煮干し、干しエビ、しじみなど
非ヘム鉄（吸収率約5%）：きくらげ、青海苔、ひじき、抹茶、ココア、焼き海苔、アマランサス、ごま、切り干し大根、パセリ、豆味噌、モリンガ葉、麻の実ナッツ、大豆など

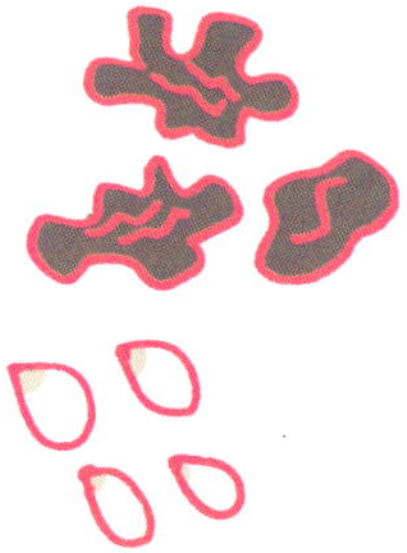

POINT
●コーヒー、紅茶、緑茶などタンニンが多いものは鉄の吸収を妨げる。
●ビタミンCやお酢は植物由来の非ヘム鉄の吸収を約10%もアップさせる。
●ひじきは鉄釜で煮る製造方法のものでないと鉄分は多くない。有害な無機ヒ素も多いのでよく水にさらすこと。

亜鉛　味覚異常、脱毛、不妊、免疫低下、肌荒れなどに関わる！

●DNAやたんぱく質、ホルモンの合成や体の成長、新陳代謝に欠かせない。
●前立腺や精子に多く存在し、生殖機能の維持に役立つ。
●味覚を感じる細胞、味蕾（みらい）の形成にも重要な役割がある。
● SOD酵素の補酵素など亜鉛を必須とする酵素は200種類以上もある。

【亜鉛の多いもの】

牡蛎、煮干し、ココア、肉類、アマランサス、カニ、卵黄、ヘンプナッツ、松の実、ごま、高野豆腐、抹茶など

POINT
●ビタミンCやお酢を一緒に摂ると吸収が良くなる。
●カフェインは亜鉛の吸収を約50%も妨げる。

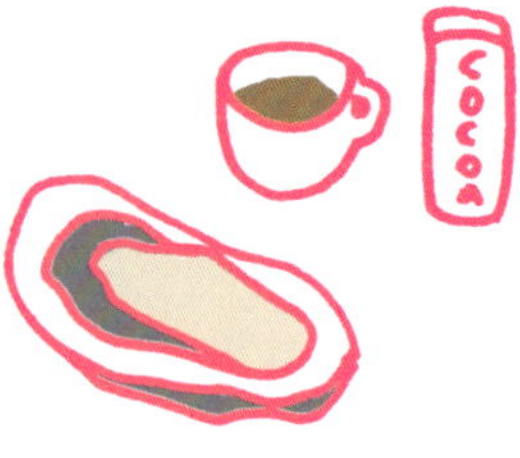

セレン　アンチエイジングミネラルの代表！

●抗酸化作用があり、老化予防、がん抑制作用がある。
●ビタミンEの活性化、視力回復効果がある。更年期障害や動脈硬化も防ぐ。
●ヒ素、水銀、カドミウムなどの有害ミネラルの毒性を軽減。

【セレンの多いもの】

かつお節、ワカサギ、マガレイ、ズワイガニ、ホタテ貝など魚介類、ひまわりの種、レンズ豆、ごま、カシューナッツ、マスタード、肉類、卵など

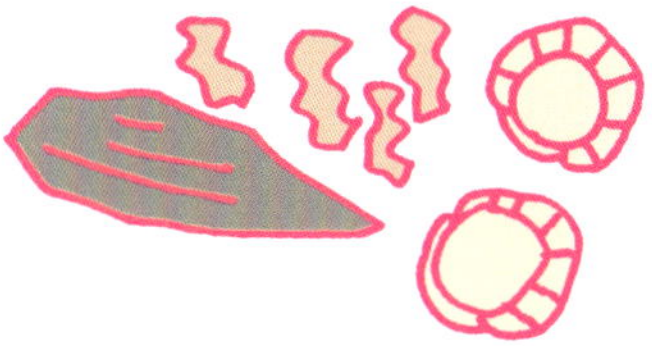

POINT

●ビタミンC、Eと一緒に摂ると抗酸化力の相乗効果がある。
●あまり不足する心配がない。逆にサプリなどで摂りすぎると吐き気、脱毛、爪の変色などの中毒症状が起きることもある。

ケイ素（シリカ）　抜け毛、爪の割れ、顔のたるみ、動脈硬化が気になる方に必須！

●コラーゲンの合成に関与し、コラーゲンを補強する。
●肌、骨、歯、爪、髪、血管の丈夫さ、美しさに関与する。
●活性酸素を不安定な状態から安定させ、無毒化するはたらきがある。
●脳内のセロトニン分泌に関わる。

【ケイ素の多いもの】

からす麦、きび、大麦、小麦、じゃがいも、青海苔、トウモロコシ、赤かぶ、アスパラガス、サラダ菜、番茶、ひじき、わかめ、米ぬか、玄米など

POINT

● 20代をピークにシリカを蓄える能力が減少していく。
●イオン化した水溶性のケイ素は体内に吸収しやすい。

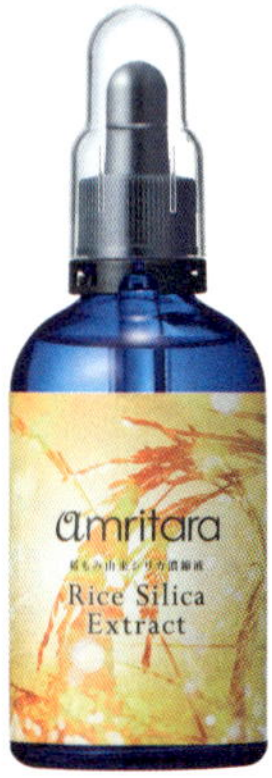

ライスシリカエキストラクト
¥4,900＋税（amritara）

ミネラルが多い食べ物たち

たった5％のミネラルが不足しただけで、体や心に不具合が出てしまいがちな私たちですが、ミネラルが特に多く含まれている食品や、吸収の良いもの、効率的な摂り方をご紹介します。

ミネラルは塩、鉱物由来の無機ミネラルより、**動植物由来で、アミノ酸などと結合した有機的なミネラルのほうが、体への吸収が良くて利用しやすい**です。

毎日の生活に、どれか1品を加えるだけで、お肌にも気持ちにも、かなり違いが出るのがミネラルマジック♪　反抗期や受験生のお子様にもぜひどうぞ！

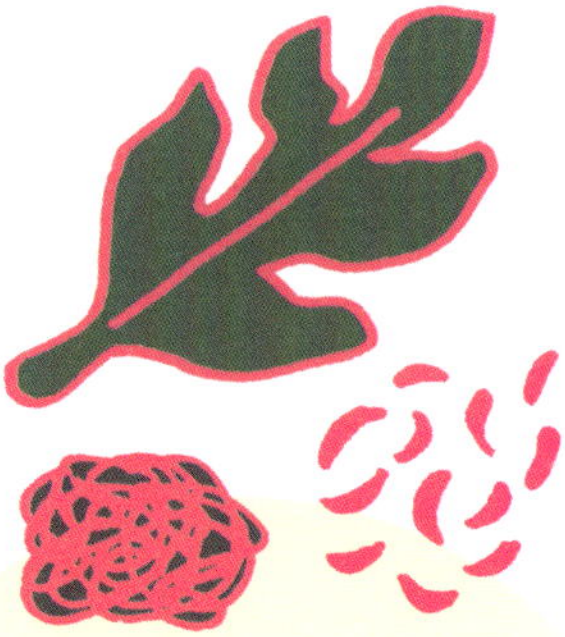

わかめ、ひじき、あおさ、もずく、海苔などの海藻

海藻にはカルシウムやカリウム、マグネシウム、ヨウ素など必須ミネラルが全部含まれています。リンとカルシウムなど相性の良いミネラルが共存する優秀ミネラル食材！

味噌汁は必ずダシをとろう!

ダシの素ではミネラルが十分摂れませんが、本来煮干し、昆布などのダシ素材はかなりのミネラル食材。ここに煮干しよりミネラル豊富な焼きアゴを入れれば最強。ただ水に漬けておくだけなので忙しい方でも大丈夫です。

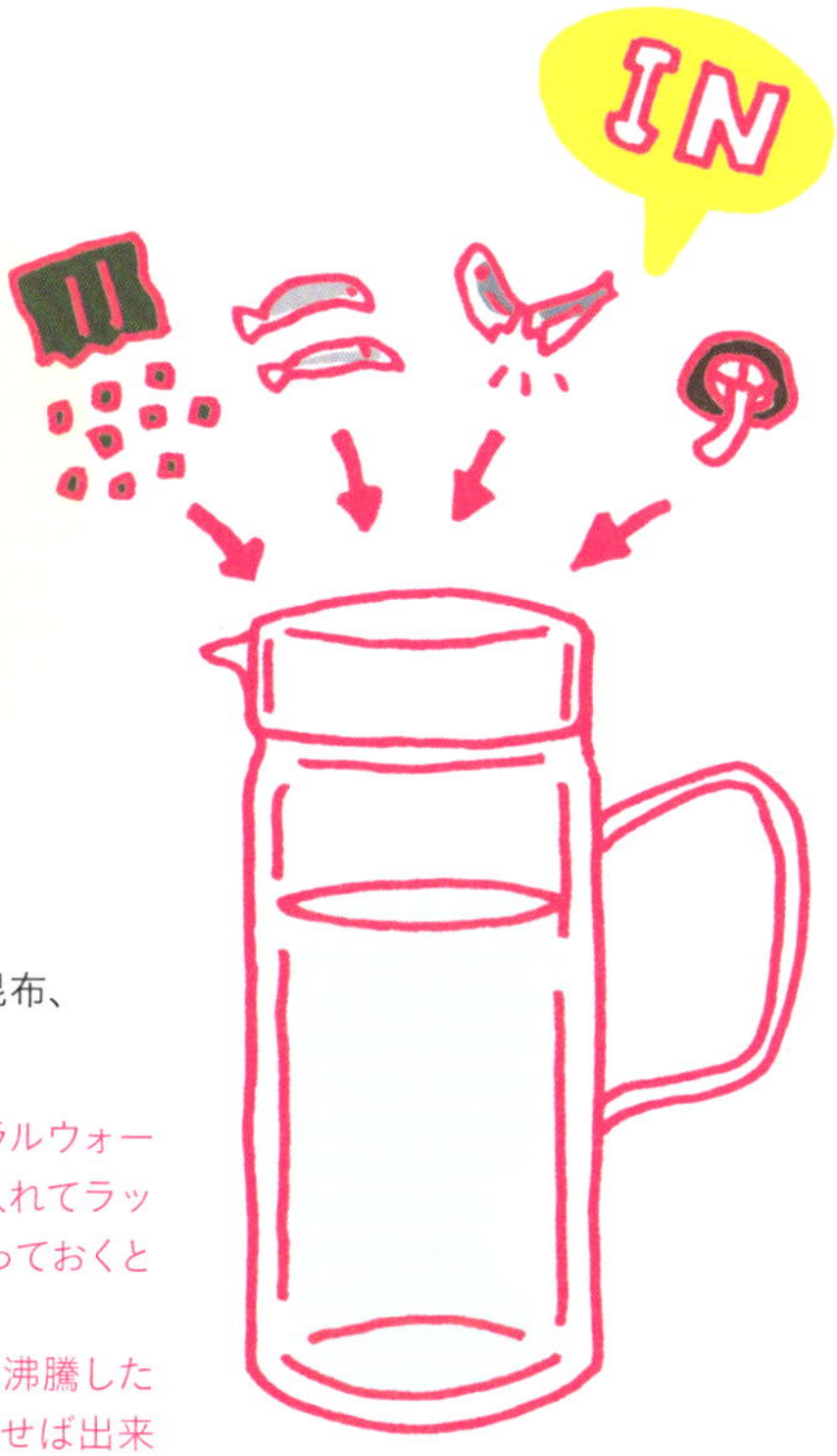

【材料】

焼きアゴ（飛び魚の煮干）、いわしの煮干、昆布、干しシイタケ

❶寝る前に、次の日使う分くらいの量のミネラルウォーターを鍋か容器に入れ、そこに材料を全部入れてラップかフタをして冷蔵庫へ。アゴは、半分に折っておくとダシが出やすい。

❷次の日、料理を作る前に①を火にかける。沸騰したら弱火で5分煮てから、材料を全部濾して出せば出来上がり。干ししいたけや昆布は小さく切ってそのまま具材にしてもいい。

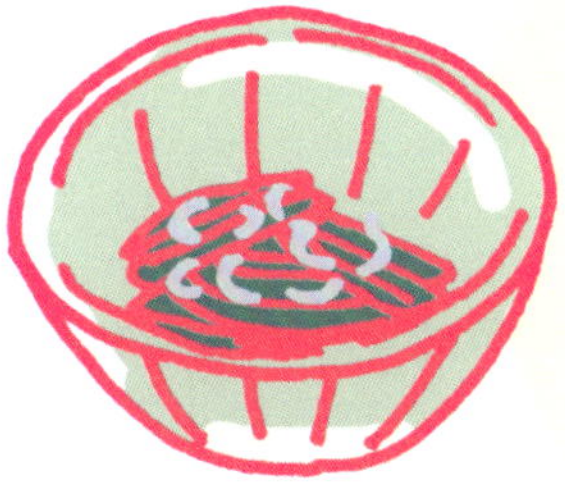

骨や内臓丸ごと食べられる小魚や干しエビを食べる

ダシを濾したあとに煮干しや昆布をみりんと醤油でさっと煮て、晩ごはんの１品に。

おひたしやサラダにちりめんなどの小魚をふりかけたり、桜エビをスープや炊き込みご飯の具材にして、気軽に使いましょう！　小ぶりの煮干しなら、そのままポリポリおやつにも！

雑穀

きび、あわ、ひえ、押し麦、アマランサス、はと麦、キヌアなど。カリウム、マグネシウム、鉄、亜鉛などのミネラルが多いです。お米に混ぜてミネラル補給しましょう。

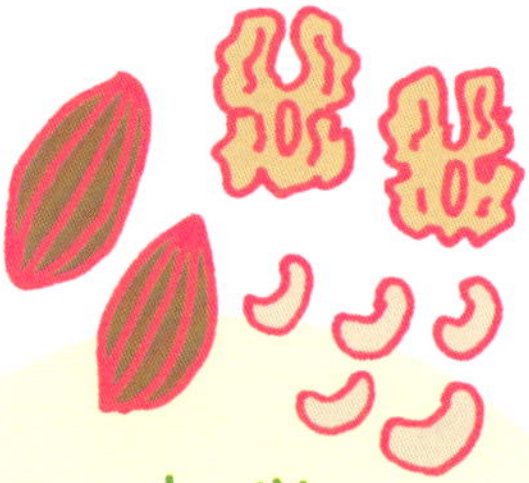

ナッツ

アーモンド、カシューナッツ、くるみ、ヘンプナッツなどの乾燥した木の実はマグネシウム、カルシウム、カリウム、鉄、亜鉛などの必須ミネラルの宝庫。無塩でオーガニックで酸化臭のないものを摂り入れましょう。私はサラダにヘンプナッツをかけるのが毎日の習慣です。

きのこ類

摂りすぎが気になるナトリウムが少なく、ナトリウムの排出を促すカリウムが豊富。鉄分や亜鉛、銅、リン、マンガンなども含まれる。ただし放射性セシウムも取り込まれやすいため検査状況などの注意が必要。

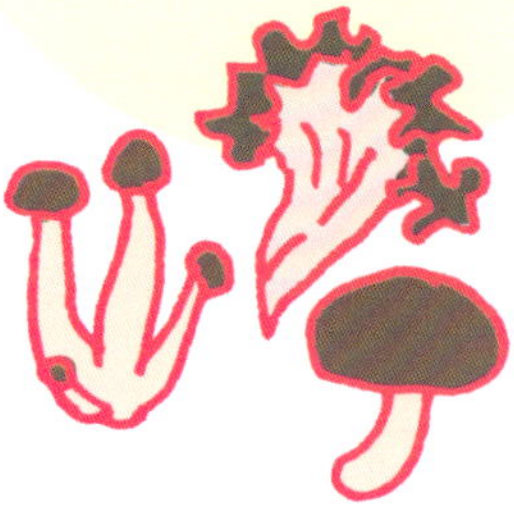

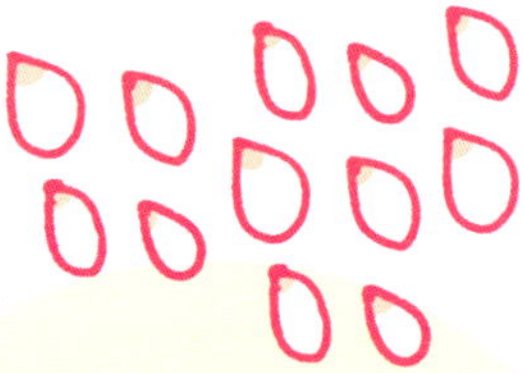

ごま

「食べる丸薬」と言われるほど、小さな外見とは裏腹のものすごい栄養価があります。カルシウムがちりめんじゃこの 2 倍で、牛乳の約 12 倍。鉄分も豊富で、大さじ 3 杯のごまを食べれば、1 日の所要量の 4 分の 1 が摂取できます。マグネシウム、亜鉛、銅、セレンも含有。皮が硬いので必ずすりましょう。

ミネラルの運び屋　フルボ酸って何？

太古の昔の植物や海藻などが推積され、長い年月をかけて微生物の働きで分解・発酵を繰り返しながら土状になったものが腐植土です。自然界では1㎝の腐植土を形成するのに、100年もの時間を要するとされます。**腐植土には天然のミネラル・アミノ酸・ビタミン・酵素・糖類等が豊富に含まれていますが、この中にフルボ酸があり水で抽出できます**。日本の土壌のフルボ酸は化学肥料などの影響で減っており、このことが野菜の栄養価が下がっている理由の1つです。

フルボ酸は微量ミネラルの集合体のような物質で分子が小さいので、まわりのミネラルもフルボ酸自身の中に結合してしまう能力を持っています。ミネラルを最小単位に分解し、吸収を高めてくれます。

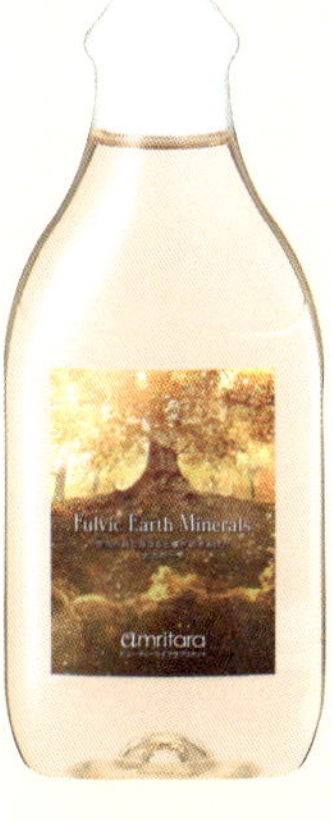

フルボ酸

長崎県の中央に位置する諫早（いさはや）の地に堆積した、約8000年前の腐植土から抽出・ろ過した、フルボ酸を主成分とした液体の有機ミネラル。毎日少しずつ飲むのがおススメ。

フルビック
アースミネラル
¥5,800+税
（amritara）

その3 調味料、食材の選び方

お醤油をはじめ、味噌や納豆、お豆腐、油揚げなど日本の伝統的な食文化の主役である大豆の自給率は約5％にまで落ち込んでいます。要するに95％の大豆は外国産なのですが、そのうちの約70％以上が遺伝子組み換え大豆です。

でも納豆やお豆腐や味噌で「遺伝子組み換え大豆使用」って書いてある食品って、なかなか見ないと思いませんか？　こんなに大量に入ってきているのに一体どこに使われているのでしょうか？　**その答えは遺伝子組み換えの表示義務がない「大豆油」、そして「お醤油」、家畜の飼料、食品添加物なのです**。

かなりの遺伝子組み換え大豆が大豆油の原料に使われていますが、その搾りかすである「脱脂加工大豆」がお醤油の原料になっています。なんと、日本のお醤油の約81％が脱脂加工大豆を原料に造られているのです。だいたい「丸大豆醤油」という言い方っておかしくないですか？　もともとお醤油は大豆丸ごとで造るのが当たり前でした。ところがほとんどが

「大豆かす」で造られるようになったため、わざわざ「丸大豆醤油」と主張するようになったのです。国産丸大豆を原料にしているお醤油は約1・7％。そしてお醤油に使用されている小麦も約80％が輸入小麦という現状です。そこには農薬が使用され、収穫後のポストハーベスト農薬の心配もあります。できるだけ安く造るために脱脂加工大豆で造ったアミノ酸液に化学調味料や、ブドウ糖果糖液糖を加え「速成醸造法」（略して「速醸法」）という短期間で造るお醤油も増えてきました。

速醸法の波は、味噌やお酢などの発酵食品にも派生しています。味噌も加温して数週間～2、3カ月程度で造られ、微生物が醸すコク、香り、旨味がないので、化学調味料や添加物などを足している味噌もあります。お酢もアルコール添加するようになってしまいました。

効率重視、利益重視の中で、日本の伝統的な発酵調味料の世界が、崩壊してきています。しかし消えつつある国産無農薬原料で、昔ながらの長期熟成の造り方をされている生産者の方々がわずかながらもいらっしゃいます。

本来、日本の発酵調味料や食材は世界に誇るスーパーフードです。そこで、昔ながらの造り方をしている調味料や食材の栄養価をご紹介しながら、本物の見分け方、選び方をお伝えしたいと思います。

日本のスーパーフード ～勝田流 選び方のポイント～

梅干し

Salted plum

クエン酸、リンゴ酸、コハク酸、酒石酸などの有機酸が豊富に含まれているので、疲労回復や代謝を良くさせ、鉄やカルシウムの吸収も促します。

カルシウム、カリウム、鉄などのミネラルも多く、カロテン、ビタミンB群、ビタミンCなども含まれています。

肝機能を強化する「ピルビン酸」、インフルエンザウイルスを抑える、「エポキシリオニレシノール」、アスピリンと同程度の鎮痛成分などすごい成分も発見されています。車酔い、食中毒、動脈硬化、糖尿病、胃がんなどの予防にも良いとされます。

POINT

●梅は無農薬で天日塩か湖塩を使い、無農薬の赤紫蘇と共に三年以上漬け込んだものが良い。

わかめ

Seaweed

フコキサンチンやフロロタンニン類など、近年注目されている藻類ポリフェノールが豊富。

水溶性（約 80%）と不溶性（約 20%）の食物繊維を多く含み、カルシウム、マグネシウム、鉄、リン等のミネラル類や、β - カロテン、ビタミンB群、ビタミンCなどが含まれます。

POINT

●肉厚で弾力があり、色は乾燥状態で黒褐色で、水に戻すと緑が濃いものを選ぼう。
●約7割が中国からの輸入品で、日本産わかめは1割程度。できれば国産を選びたい。
●流通しているわかめの約 97%が養殖わかめ。天然物は、身の締まりや強度、葉の厚さ、栄養価、食感、磯の風味の高さが違う。養殖より天然のほうが煮ても煮崩れしにくい。

味噌

Miso

体内で合成できない必須アミノ酸８種類がすべて含まれ、ビタミンＢ群、ミネラルも豊富。

サポニンやレシチンには動脈硬化防止作用がありイソフラボンを吸収の良い形で含みます。

１日３杯以上のみそ汁で乳がんの発生率が40％減少する文字通りのスーパーフード。

POINT

●原材料のところに書いてあるのは「大豆、米、食塩」あるいは「大豆・食塩」だけのものを選ぶ。
●速醸だと旨味がないので添加物を入れている。例えば「調味料（アミノ酸等）」、ビタミンB_2（着色料として使用）など。
●原料はできたら無農薬で、塩は天日塩や湖塩などの自然塩を使用しているものを。
●２、３か月で短期熟成させたものではなく、ひと夏越してじっくり熟成させたものを選ぶ。
●麹菌が天然蔵付き麹菌であればなお最高。
●原材料に「酒精」と書いてあるものは、発酵を止めてしまっている。

昆布

Kelp

「アルギン酸」や「フコイダン」という水溶性食物繊維やカリウム、カルシウム、マグネシウムをはじめ、必須ミネラルのほとんどを含んでいます。

塩分の排出を促したり、腸内細菌を整えたり、抗がん作用もあります。

POINT

●養殖は波の弱いところに網が張られるが、天然ものは荒波に揉まれるので身が締まっていて歯ごたえがあり、粘りのある風味。
●香りが良く肉厚で、しっかり乾燥しているつややかなものを選ぼう。色は黄色っぽくも黒すぎもせず、緑褐色がベスト。
●昆布の表面に吹く白い粉は、旨味や甘味のもととなっているグルタミン酸やマンニトールなので、できれば洗わずに。
●時間がない時はダシが出やすい羅臼昆布、素材の色を変えたくない時は利尻昆布、真昆布。そのまま食べたい時は日高昆布がおすすめ。

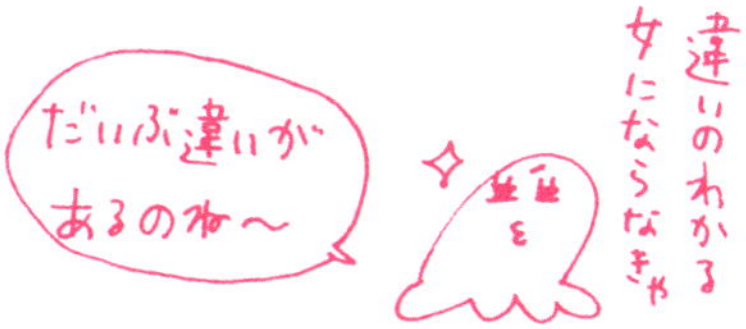
だいぶ違いがあるのね〜
違いのわかる女にならなきゃ

海苔

Seaweed

ビタミンCがレモンの約２倍、アセロラジュースの1.7倍、キウイとイチゴの約３倍も含まれています。そしてカロテンがにんじんの約３倍、食物繊維質もごぼうの約7倍含まれます。ビタミンB群、12種類ものビタミン群、鉄分、カルシウム等のミネラルや、魚油に多く含まれるEPAも含まれ、昔から「1日２枚で医者要らず」と言われるほどの食材です。

POINT

●現代の海苔の養殖では、海の農薬である「酸処理」をするのが主流。酸処理をせず、太陽光や風にあてる昔ながらの方法で育った海苔を選びたい。

●**酸処理とは？**　成長を早めるため海に漬かりっぱなしにされた海苔の病気を防ぐために、酸の入った箱舟に海苔の付いた網を浸す処理のこと。効きめが早い塩酸、硫酸などの危険な「無機酸」を使用する生産者も多く、海の汚染や栄養価の低下につながっている。

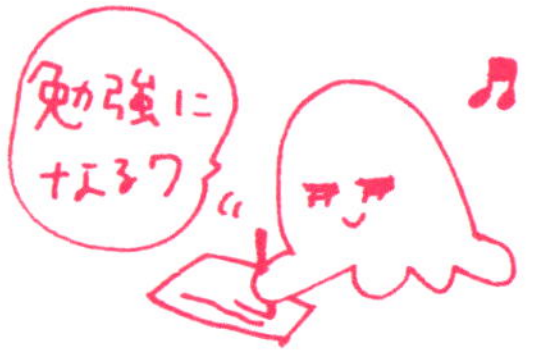

ごま

Sesame

たんぱく質が100g中約20gと肉や魚並み。必須アミノ酸が８種類含まれており、そのうち５種類は大豆よりも含有量が高いです。
カルシウムが牛乳の約12倍。鉄分も豊富で、ビタミンE、代謝に関わるビタミンB群も含まれる。
ゴマリグナンという特有の抗酸化成分を含み、肝臓の活性酸素を分解し、免疫や脂肪燃焼などに関わり、昔から「食べる丸薬」と言われるほど、すごい栄養価です。

POINT

●ごまは皮が硬いので使用前に擦らないと、すばらしい栄養をなかなか吸収できない。

●できれば国産無農薬、低温で釜煎りされているものが風味豊か。

●国内に流通しているごまの、実に約99.9％が中国などからの輸入品。昔は日本でもさかんに栽培されていたが、手間がかかる割に収量が低く収益が上がりにくいため、国内での生産増はなかなか難しく自給率は僅か約0.1%となっている。

みりん

Sweet sake

もち米、米麹、米焼酎を原料に作られます。焼酎の中に蒸したもち米と米麹を入れ3か月ほど発酵させたものを圧搾して、半年から1年以上熟成されたものが「本みりん」です。江戸時代には普通に高級酒だったようで、その後調味料として広まりました。

本みりんのGI値は約15で血糖値の上昇がゆるやかですが、それ以外は糖分が多いため同じみりんでも違ってしまいます。本みりんを使うと、てりやツヤが出やすく、味も染み込みやすく、煮崩れも防ぎ、素材の臭みも取ります。

POINT

●品名は「本みりん」、原材料にもち米、米麹、米焼酎と書いているものが本みりん。

●原材料が無農薬なら、なお最高。

●本みりん以外のみりんは、もち米、米麹、醸造アルコール、水飴を原料に発酵させたものに食塩を加えているので風味が劣る。

●「みりん風調味料」はアルコールは1%未満で、穀類を酵素でブドウ糖液にして、化学調味料、酸味料、香料などの添加物を加え合成して造られる。

お醤油

Soy sauce

日本を代表する発酵調味料。ビタミンB2、B6、マグネシウム、鉄、カリウムなどが含まれ、香り（フラノン類）や色（メラノイジン）には強い抗酸化作用もあります。

大豆を蒸し、玄麦を炒って麹をつくり、塩水を加えて「もろみ」にしてじっくり杉樽で約1年以上長期発酵させるのが、天然本醸造のお醤油。

POINT

●原材料を見て「大豆、小麦、食塩」（薄口の場合はここに「米」が加わる）と書いているものを選ぼう。丸大豆で原料はすべて国産無農薬がベスト。

●原料の大豆や小麦はほとんどが輸入原料になっている。そして使用大豆のほとんどが遺伝子組み換え原料だが、お醤油には遺伝子組み換えの表示義務がない。

●大豆油を搾ったカスである脱脂加工大豆で4～6か月くらいの短期熟成法で造るお醤油がなんと80%。

●「混合方式」ではもろみに「アミノ酸液」を加えて造る。等級は単に旨味成分の%で判断するので、こういう醤油も「特選」などと等級をつけられる。化学調味料や、ブドウ糖果糖液糖を加え、数日でできるようなお醤油もある。

いわし煮干し

Sardine anchovy

カルシウムが豊富で、丈夫な骨をつくります。カルシウムの吸収を助けるビタミンDも多く含まれ、女性に不足しがちな鉄分も豊富。

また、肝臓を強くし、疲労回復効果があるタウリンも貝類と同じくらい含まれています。

POINT

- 酸化防止剤として発がん性が疑われるBHAが添加されていないものを選ぼう。
- できるだけ新鮮で脂肪分の少ない小さいサイズ（小羽）の煮干しを選ぶこと。
- 酸化が進んでいると表面が黄ばみ、その後赤みを帯びてくる（お腹の部分が赤色の煮干しは、エサで食べたエビやプランクトンの色素がお腹に残っている色のことがある）。
- お腹や背中に割れがあるのも鮮度が悪い証拠。
- 煮干しは酸化と油焼けしやすいので、なるべく空気に触れさせず、密封して冷凍庫に保存すること。

お酢

Vinegar

世界最古の調味料とも言われます。血液をサラサラにし疲労回復効果もあり、カルシウムや鉄分の吸収も良くしてくれます。血糖値の上昇を抑え、内臓脂肪を低下させ、血圧を下げてくれる作用なども頼もしいところ。

特におすすめは黒酢で、米酢よりアミノ酸が多いため抗酸化作用や血流改善効果がより高く、大腸がん予防にも良いそうです。

POINT

- 米酢であれば原材料には「米」、玄米黒酢であれば「玄米」とだけ書いているお酢を選ぶ。原料は無農薬がベスト。
- 本物の純米酢は、約150日ほどかけて造られるが、速醸法で造られた安価なお酢は培養された酢酸菌や醸造アルコールを添加し、酒粕から造ったお酢をブレンドしてわずか1か月程度で造られる。こうしたお酢には原材料に米以外にアルコール、酢酸、酒粕、食塩などの名称が書いてある。
- 玄米を発酵させて1年以上熟成させるのが当たり前だった黒酢も、発酵を早めるために9～7分づきに精米してしまう蔵が増えている。

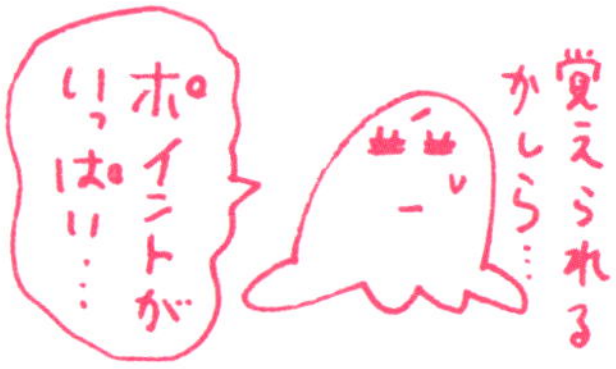

お米

Rice

体を動かすエネルギーとなる炭水化物、たんぱく質、ビタミンB群、ビタミンE、鉄分、マグネシウム、亜鉛などが含まれ、バランスの良いたんぱく質の指針であるアミノ酸スコアも65点で、小麦の37点より優秀です。パンや麺類などの炭水化物と違って塩分やコレステロールも含まず、ヘルシーな食品と言えます。

POINT

●お米のでんぷんには、アミロースとアミロペクチンがあり、アミロースは血糖値が上がりにくい構造をしているが、アミロペクチンは分解しやすく、血糖値が上がりやすい構造をしている。昔の日本人はお正月やお祝いの時にはアミロペクチンの多いもちもちの赤飯やお餅などを食べ、日常的にはアミロースが多めの体に優しいお米を食べていた。

●現在の日本のお米の主流は、品種改良されて、どんどんアミロースを減らしてアミロペクチンの比率を上げている。

●お米を選ぶ時は、除草剤や農薬不使用で、品種はアミロースが多めのササニシキや亀の尾、旭一号などを選ぶのがベスト。

塩

Salt

高血圧の原因になるとされる塩ですが、塩分不足になるとめまいやふらつき、食欲減退、脱力感、冷えなどが起こります。塩化ナトリウムが血圧を上げるのは事実ですが、他のミネラルが不足する中で、血液のミネラルバランスが崩れるために起こること。高純度に精製された「精製塩」以外のミネラル豊富な塩を選び、摂りすぎなければ問題はありません。

POINT

●種類としては「イオン交換膜法」で高純度に精製された「精製塩」、輸入塩ににがりを加えた「再生加工塩」、海水を煮詰めた「平釜塩」、塩田で時間をかけて天日で結晶させる「天日塩」、大昔海だった場所が地殻変動などで陸地に閉じ込められ塩湖となり、それを結晶させてできた「湖塩」、塩湖の水分が蒸発して土砂が堆積してできた「岩塩」がある。

●専売塩の影響と湿度が高く国土が狭いため塩田の文化が育ちにくかったのもあり、国産の自然塩は海水を煮詰めた平釜塩が多い。平釜塩は天日塩より「にがり」が多い傾向にある。

●多すぎると体に毒となる「にがり」分が比較的少なく、味やミネラルバランスなどを総合的に考えると、「湖塩」や「天日塩」がおすすめ。岩塩はミネラルが少なめだが、ヒマラヤ岩塩のブラックやルビーなどは還元力や風味の意味では良い。

遺伝子組み換え食品はどこにある？

日本に出回っている大豆とトウモロコシのほとんどは遺伝子組み換え食品です。しかし、「遺伝子組み換え」と表示されたものに、なかなか出会わないのはなぜでしょうか？

実は以下のものには遺伝子組み換え食品が使用されていても、表示義務がないのです。

日本の畜産で牛や豚が食べている混合飼料のほとんどに遺伝子組み換えトウモロコシや大豆が使われています。また、お醤油で使われる大豆や食用油に使われる大豆、菜種、トウモロコシの多くが遺伝子組み換え作物です。

その他、お菓子や清涼飲料水に入っているコーンシロップやブドウ糖果糖液糖が遺伝子組み換えトウモロコシ由来のものが多く、日本のビール会社でも、表示義務のない発泡酒に遺伝子組み換え作物由来の糖類を使い始めました。ビタミンEや菓子パンなどに使われている「加工でんぷん」など添加物にも表示義務はありません。

遺伝子組み換えの表示義務がない食品

畜産品	肉　卵　牛乳　乳製品
油	サラダ油　植物油　マーガリン　ファットスプレッド ショートニング　マヨネーズ
醤油	醤油
甘味料類	コーンシロップ　液糖　異性化糖　果糖　ぶどう糖 糖類　水あめ　みりん風調味料
その他	コーンフレーク　醸造酢　醸造用アルコール デキストリン（粘着剤などに使われる多糖類） 発泡酒・第３のビール　乳化剤　ビタミンＥ　その他各種添加物

第5章

化粧品にできること

食べ物を整えて、体の中から美しい細胞をつくったら、今度は外側からのケアを見直してみましょう。

化粧品とは、そもそも何のためにあるのか。美しくなるための化粧品で、かえってお肌に負担をかけていないか。何をやめて、何をプラスしたら肌の自然治癒力が高まるのかを考えてみました。

コスメの選び方で、お肌の一生が変わる！

私は20代前半の頃、石油系の合成成分の化粧品（ケミカルコスメ）の害について知る機会があり、ずっと無添加コスメを使用してきました。ところが2001年以降の法改正で全成分表示が始まり、**無添加だと信じていたコスメにも様々な肌に嬉しくない成分が入っている**ことに驚き、それ以来、成分オタクとなって独学で成分探求を続けるようになったのです。

自分の中で理想のコスメの形が見えてきた時に、本当の意味で完全に納得できるコスメがないことから、約10年前よりオーガニックコスメのプロデューサー、開発者の道に進むようになりました。この10年の間に化粧品作りの裏側を見て、新たに知ったことも増え、**何より乾燥肌だと思い込んでいた自分の肌質が、自然なうるおいのある素肌に生まれ変わったことも含め、化粧品の選び方によって私たちの肌人生は、まるで違ったものになることを実感しています。**

「**ケミカルコスメ**」とは、まず基材となる材料に石油を精製したオイルを使い、保湿剤のグリセリンも石油パラフィンから分解して作ります。植物成分も使われますが、その植物エキスの抽出や植物オイルの抽出に石油系の溶剤や石油由来のアルコールを使います。3年間腐らせず、変質させないために石油系化合物の乳化剤、防腐剤、着色料、香料を入れます。

こういう原料を使用すると原価はとても安く、おおむね100円程度で作ることができます。80年代にこうした合成成分で「黒皮症」になる方や、アレルギーになる方が増えてきて、国はアレルギーや刺激を誘発する可能性がある103種類の成分を「表示指定成分」と定めました。この表示指定成分不使用ということで始まったのが「**無添加コスメ**」です。しかし2001年からは全成分表示になり、あらゆる成分が、全部同じように表示されることになってしまいました。それ以降も新規原料は増え続けているのに、103種類だけ無添加ということには意味がないと思います。無添加コスメには石油系原料はまず使われていませんが、肌にとってとても不自然な合成樹脂のシリコーンオイルが多用されています。

「**オーガニックコスメ**」は、この2つとはまったく違う世界のものです。まず石油系原料を使用しないこと。植物原料の多くが無農薬であること。そしてオイルはまるでジュースのように低温圧搾で搾られた植物油であること、植物エキスの抽出にも化学物質を使用していないこと、遺伝子組み換え原料を使用しないことなど厳しい基準があります。

何のために化粧品を使うの？

化粧品とは何のためにあるのでしょうか？「肌断食」が流行したり、食べ物だけを気をつけていればいいと考えるナチュラリストの方もいます。私も昔、すべてのコスメをやめてみた時期がありますが、使用するのと使用しないのと両方やってみて、**肌に負担をかけない良質なナチュラルコスメであれば、使うほうがお肌は美しくなるということを実感しました。**

現代に多い化学物質でできた化粧品の歴史は、まだ100年と浅いですが、植物や鉱石由来のナチュラルコスメには長い歴史があります。紀元前4000年頃には、ラピスラズリなどの天然鉱石をアイシャドーにし、これには病気を運んでくる虫を追い払う効果もありました。砂漠地帯ではクレイやオイルを肌に塗って日焼けを防いだり、アーユルヴェーダやアロマテラピーなども古い時代から行われてきました。効果がなければ長い歴史の中で、とっくに淘汰されたはずです。化粧とは本来、無農薬の植物や天然鉱石をうまく使って外敵やダメージからお肌を守り、美しく保つための生活の自然な知恵だったのです。

私が考える化粧品の4つの役割

1　良質なオイルやうるおい成分でバリア機能をアップさせ、外敵から肌を保護するため

私たちのお肌には「肌のバリア」と呼ばれる機能があり、主に肌の一番上の皮脂膜とその下の角質層のことを指します。ティッシュペーパー1枚くらいの薄さですが、ダニやほこり、バイ菌などの異物の侵入を防ぎ、体内や角質層の水分の蒸発を防ぎ、紫外線を吸収したり反射したりして、肌の本体の真皮へのダメージを最前線で防いでくれています。

皮脂膜は、汗と皮脂が混じりあった天然のクリームなのですが、女性はそもそも皮脂の分泌が少なく、男性は50代くらいまで、20代とほぼ同じくらいの皮脂を分泌できるのに対して、女性は加齢と共に肌の

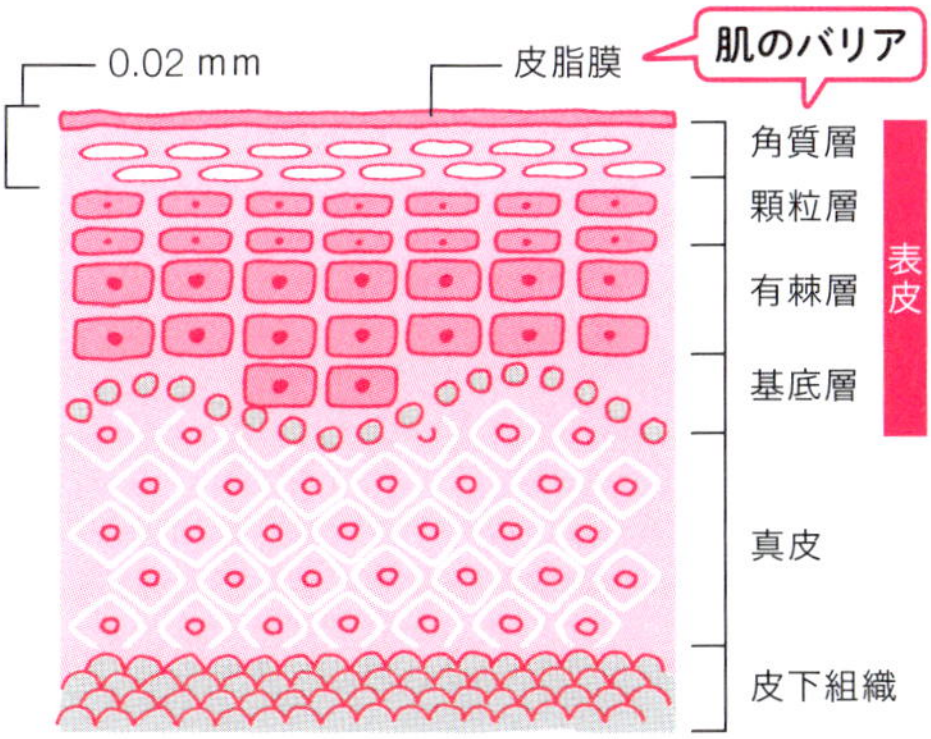

水分量も皮脂の分泌も減っていきますし、もともと角質が薄く、紫外線を真皮にまで通しやすく光老化しやすいという面があります。

肌を守ってくれている「肌バリア」を強化するために、良質なうるおい物質や油を化粧品で補う必要があるのです。また、日焼け止めやファンデーションで紫外線を防ぐという役割もあります。

2　植物の抗酸化物質などの力を借りて、肌の自然治癒力を高めるため

体の中の酸化も問題ですが、お肌の表面でも酸化が起こります。天然のクリームをつくっている皮脂も酸素と結びつくと「過酸化脂質」という酸化物に変わってしまい、シミやダメージの原因となります。また、紫外線を浴びると、皮膚の表面でも「一重項酸素」という活性酸素が発生し、シワやたるみの原因となります。これを防ぐには、体の中の抗酸化でも大活躍する植物由来のカロテノイドやポリフェノール、ビタミンEやCをお肌につけること。これにより肌の抗酸化力が上がることがわかっています。

3　ほこりや汗、酸化した皮脂、メイクなどの汚れを洗顔で落とすため

お肌表面の皮脂や汗に、ほこりが付着する日常の汚れやメイクは洗顔料やクレンジングを使ったほうがより良く落とすことができます。しかし含まれる「合成界面活性剤」が、皮脂やセラミドを洗い流しすぎると、肌のバリアが薄くなってしまうので、顔を洗う時にはできるだけ優しい洗顔料を選ぶことが大切です。特に日本人は度が過ぎる清潔好きとも言われ、顔を洗いすぎの方が多いため、乾燥肌や敏感肌を自らつくってしまっている傾向にあります。

4　時々オイルマッサージをすることで、血液やリンパ液の循環を良くし、コラーゲンの生成を高めるため

良質な植物オイルやフェイスクリームなどで時々優しくお肌をマッサージしてあげることで、血液やリンパの流れを良くしていくことも化粧品の役割です。真皮の繊維芽細胞に十分な血液がないと、皮膚の土台であるコラーゲンやエラスチンの材料が不足しますし、リンパの循環が悪いと老廃物が滞ってしまいます。

ただし肌を強い力でこすることは逆効果。マッサージも週に1度か2度で十分です。

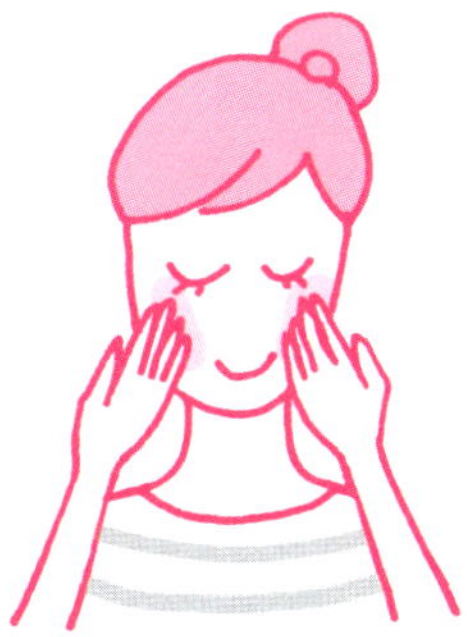

お肌に住む常在菌をかわいがる

腸にすむ常在菌が、私たちの健康のカギを握っているように、**実は肌にすむ常在菌も私たちのお肌の美しさにとって重要な働きをしています**。

私たちの肌には、なんと約1兆個も常在菌がすんでいるのです。一番多い「表皮ブドウ球菌」は汗や皮脂を分解して弱酸性の脂肪酸をつくって私たちのお肌を弱酸性に保つことで悪玉菌の繁殖を防ぎ、皮脂膜をつくるのを助けたり、天然のうるおい物質であるNMFもつくり出してくれています。悪者扱いされる「アクネ菌」も、過剰に増殖さえしなければ、普段は毛穴の皮脂を分解して酸性の脂肪酸とグリセリンをつくり出してお肌を弱酸性に保ったり、しっとりさせるお手伝いをしてくれています。ただし皮脂が増えすぎると、「アクネ菌」が異常繁殖しニキビをつくります。「アクネ菌」は本来善玉なのですが、バランスが大事なのです。

「黄色ブドウ球菌」は、表皮を傷つける毒素やたんぱく質を分解する酵素を持っているので、増殖すると炎症やかゆみの原因になり、アトピーの症状を悪化させる菌ですが、善玉菌が多くいるお肌は、アルカリ性の環境を好む「黄色ブドウ球菌」が繁殖するのを抑えてくれています。

洗顔して菌たちが一時的に減少しても、30分も経てば毛穴などに残っていた菌が増殖します。しかし油と水を混ぜ合わせる乳化剤である合成界面活性剤の多い洗浄剤で洗いすぎると、皮脂が過剰に奪われ、水分を保持する角質層の細胞間脂質まで減少してしまうことがあります。**こうなるとバリアが慢性的に薄くなり、エサがないので善玉菌たちも減少し、乾燥肌、かゆみ肌、シワ肌の原因となります。**

また、化粧品に含まれている防腐剤も問題です。パラベンやフェノキシエタノール、安息香酸Na、ソルビン酸Kなどの強めの防腐剤は皮膚の常在菌に対して悪影響を及ぼす可能性があります。

お肌の常在菌を育むために大切なこと

- □顔を洗いすぎない。
- □オイルクレンジングなど合成界面活性剤の多いクレンジング剤を使用しない。
- □鉱物油やシリコーンオイル、合成ポリマー（カルボマー）など菌がエサにしづらいものを肌につけない。
- □パフや顔磨きクロスなどで顔をゴシゴシこすりすぎない。
- □クレイなどの剥離性パックやピーリングを頻繁にしない。
- □基礎化粧品なのに使用期限が未開封で3年あるようなコスメを使わない。

お肌の乾燥を防ぐには？

健康で美しいお肌の角質層には、約20～30％の水分が含まれています。この水分量が20％以下に減ってくると、乾燥を感じやすくなるようです。下の図が肌のバリアである皮脂膜と角質層の断面図です。角質層はわずか0・02㎜ですが天才的な構造をしていて、10層もの角質細胞がアップルパイのように積み上がり、その隙間をセラミドなどの細胞間脂質やNMFと呼ばれる天然保湿因子でセメントのように埋めて、文字通り城壁のように守ってくれています。**この2つがあるおかげで、お肌は内側から湧き上がる瑞々しい水分を蓄えることができるのです**。

洗浄力の強い洗顔料のせいでお肌のバリアが薄くなる

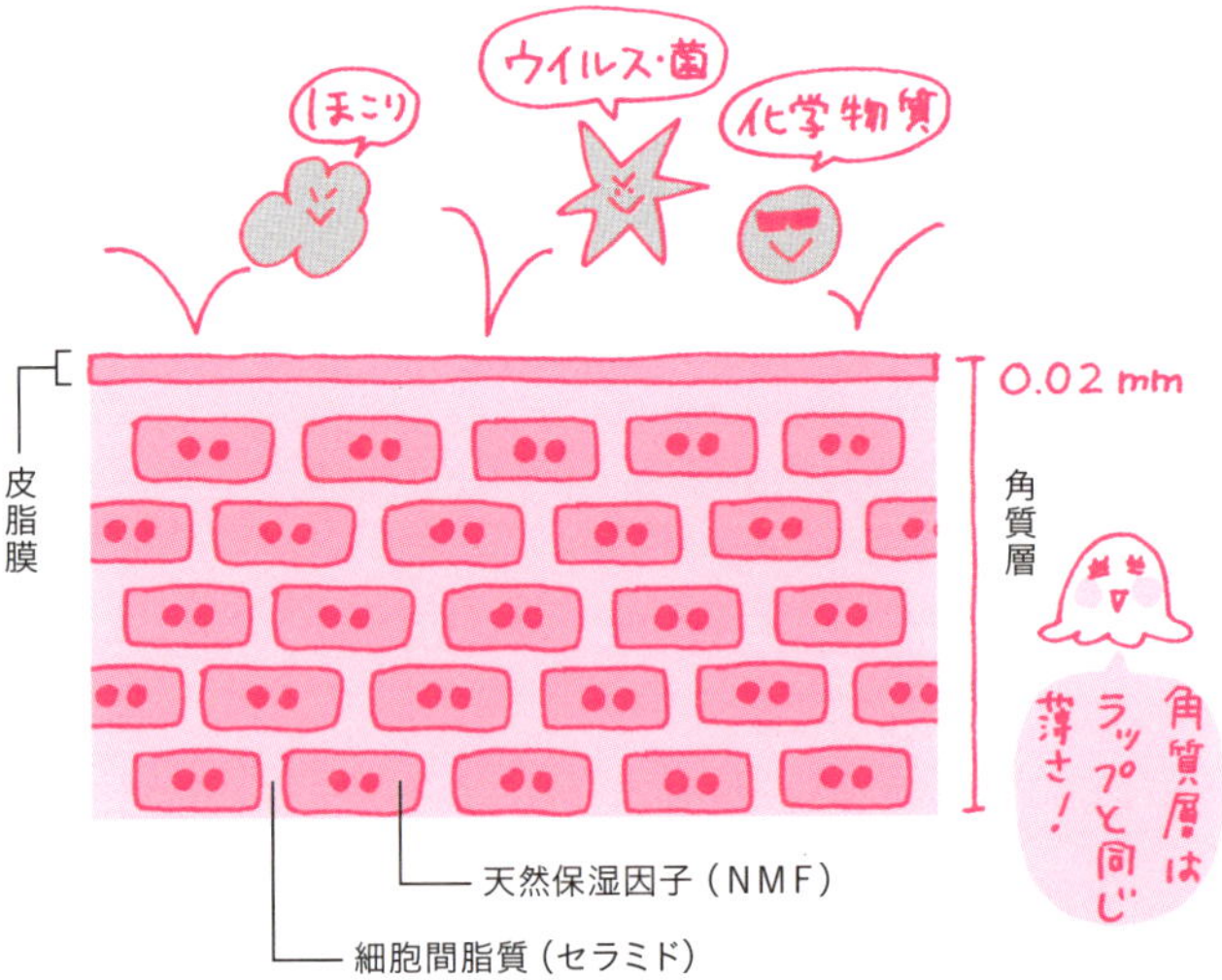

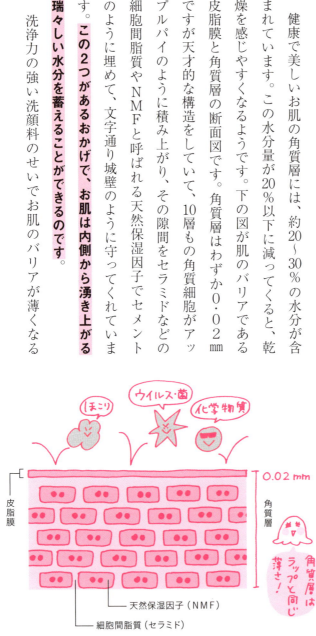

と、肌の水分量も下がって、肌がつっぱったり、かさついて化粧のノリが悪くなったり、表情ジワが戻りにくく、見た目にもシワっぽく見えたりします。**クレンジングは「レシチン」という大豆由来の天然成分で乳化したものを使うのがおススメです**。「レシチン」は細胞膜に多く含まれる脂質で、水分をサンドイッチ状に挟み込む保湿成分でもあり、肌のバリアを壊さず、むしろバリアを強化してくれる成分なので、私はコスメを作る時はレシチンで乳化することが多いです。

洗顔の際の水温は高温になるほど皮脂を奪います。お湯の温度は、27〜30℃程度の低めにしてください。秋冬は外気も乾燥し、皮脂の分泌も汗の量も減るので、朝は肌をさわってみて、べたついていなければぬるま湯洗顔のみで、夜はできればW洗顔しないほうがいいでしょう。ただしTゾーンは他の皮膚より2倍も皮脂腺が多いので、ここは「別肌」と考え、洗顔前にTゾーンをさわってみて、べたついているならここだけ洗顔料を使用したり、W洗顔するなど、部位によって変えてみるのもおすすめです。

春夏は皮脂の分量も多く、汗もかきやすいので、朝は洗顔料で洗顔し、夜もW洗顔したほうがすっきりする場合が多いです。

化粧水はうるおい物質の入ったものを

美しくて健康な肌には20％～30％の水分が含まれているもの。これは内側から湧き上がってくるものですが、加齢や季節、環境で減少しやすいので、化粧水で外側から補助してあげることも重要です。水分だけのミストのようなものは、呼び水となって、蒸発する時にかえって肌の水分まで奪うことがあるので、以下のような保湿成分が入っている化粧水を選ぶと良いと思います。

水分を蓄えたり、挟み込める保湿成分

ヒアルロン酸

皮膚や軟骨、目にも含まれるムコ多糖類。わずか1gで6Lの水分を抱え込むことができます。

グリセリン

海藻や私たちの体内にも存在する成分で、とても吸湿性が高く、水分を外部から取り込み保湿する性質があります。表示が同じグリセリンでも、石油パラフィン由来のものと、植物油由来のものがあります。

セラミド

お肌の角質層の隙間を埋めている脂質です。水分を強力に挟み込んでキープする力があります。

ベタイン

植物や水産物に含まれるアミノ酸の一種です。吸湿性と保湿性があり、皮膚につけると高い保湿性があり、NMFとして働きます。

トレハロース

きのこや海藻、酵母や藻類にも豊富に含まれる糖質で、高い保湿性があり干ししいたけが水で戻るのもトレハロースを含有するため。ただし、遺伝子組み換え植物由来原料の可能性があるので気をつけてください。

レシチン

細胞膜に多く含まれる脂質で、皮脂にも含まれます。水分をサンドイッチ状に挟み込んで、肌の乾燥を防ぎます。

シロキクラゲ多糖体

食用きのこのきくらげに含まれる多糖類で、重量の480倍の水分を抱え込むことができます。

樹液、へちま水等

植物を育むためのアミノ酸や糖類がもともと豊富で、それ自体にうるおい物質が含まれています。

アロエベラ葉エキス

アロエベラから抽出したムコ多糖類で、ヒアルロン酸に匹敵するほどの保水力があります。

蒸留生体水

蒸留器を減圧し、わずか35～45℃の低温で植物の細胞水を一滴の水も加えずに「減圧低温蒸留法」で採取した生体水です。この方法で取り出した生体水は表面張力がとても低いため、お肌へ浸透しやすいという特徴があります。

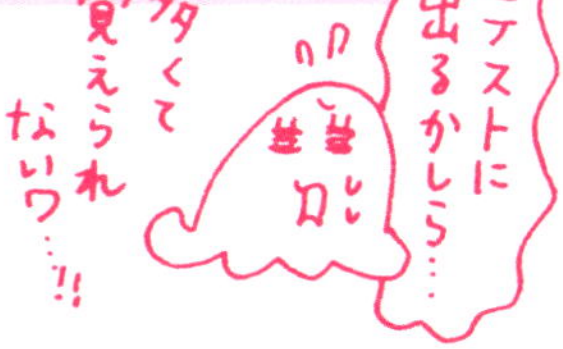

化粧品は、オイルの質が何より大切

化粧品の大きな役割は、年齢とともにさらに減少していくお肌の水分や皮脂を補うということです。そう考えると、化粧品にどんな油が入っているか、そしてどんな油をお肌にプラスしてあげるのかということがとても重要です。

ところが、一般のケミカルコスメに入っているのは、左のようなオイルなのです。

一般的なケミカルコスメによく使用されているオイル

鉱物油

石油からできた油で、よく精製されていれば無刺激だが栄養価はない。表示名称はパラフィン、ワセリン、ミネラルオイルなど。

シリコーンオイル

ミネラルのケイ素を何度も化学反応させて作られた合成樹脂で、水にも油にも溶けにくい。撥水性があり被膜性が強く洗顔で落ちにくいことが多い。表示名称はジメチコン、メチコン、シクロメチコンなど。無刺激だが栄養価はない。

有機溶剤抽出の植物油

石油系有機溶剤で植物から油を溶かし出し、その後薬品を入れて約200℃の高温で加熱して脱臭、脱色しているので抗酸化力や有効成分が失われがち。

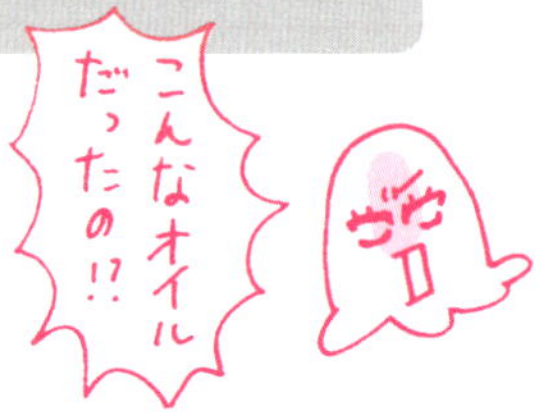

右にあげたのはごく一般的な化粧品のオイルですが、お肌のバリアである皮脂膜を強化し、より良い皮脂膜にするために良質な油分をプラスしてあげることが重要なのに、**こういう栄養価や抗酸化力のないオイルでは、役割を十分にはたせない**と思います。

これ以外にもオイルではありませんが、水溶性の合成ポリマーも美容液やジェル、クリームなどによく使われています。「カルボマー」（カルボキシビニルポリマー）などが有名です。これは赤ちゃんの紙おむつにも使われている高分子吸収剤の一種で、大量の水を抱え込むことができるので、つけている限りお肌はしっとりしますが、分子量が大きいため肌からは吸収されないので、浸透してお肌が潤っているわけではありません。無刺激で水溶性なので落としやすいのはいいのですが、お肌の善玉菌たちもエサにできないような人工的な合成成分を、基礎化粧品として肌に塗るというのは、とても違和感があります。

化粧品の油としては、食用と同じくオーガニックで低温圧搾法のオイルがおススメです。**オーガニックの植物は農薬や化学肥料が使われておらず、植物に寄り添った農法で育っているので、元気で栄養価が高いのが特徴**。低温圧搾法は種や実をジュースのように搾るので、**良質な脂肪酸や、天然ビタミンE、カロテノイドなどの抗酸化物質が含まれているのも大きな利点**です。肌で起きる酸化も抑え、より良い皮脂膜を形成する手助けをしてくれます。

お肌に寄り添うオーガニックオイル

低温圧搾のオーガニックオイルは良質な脂肪酸、ビタミンやミネラル、抗酸化物質などの宝庫なので、ぜひ取り入れていただきたいです。こうしたオイルの利用方法は、オイルそのままをマッサージに使ったり、化粧水のあと、美容液のように気になる個所に薄く伸ばしたり。また、こうしたオイルが含まれているコスメを、効能に応じて選ぶのもいいと思います。

酸化に強い 基本のオイル

酸化にとても強く、お肌を守る力も強いオイルは、ファンデーションなどのメイクものに配合されていると◎。ホホバオイルは精油を混ぜて、アロママッサージのキャリアオイルとして使っても優秀です。

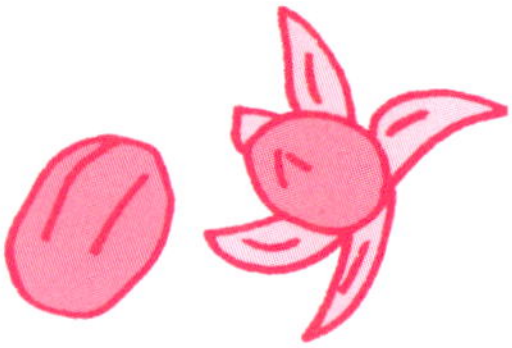

ホホバオイル

ネイティブアメリカンが肌の乾燥、傷、湿疹などの万能薬として使ってきた歴史があります。強い紫外線など厳しい環境の中で自生するホホバの実が水分の蒸発を防ぐために蓄えているWAX成分は、人の角質にも水分保持のために含まれています。

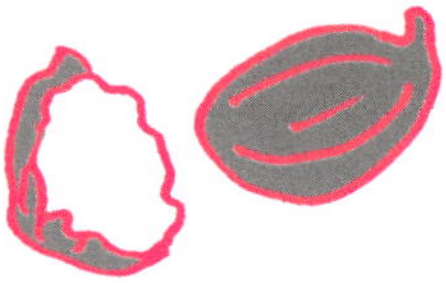

シアバター

シアの木の種子から低温圧搾して取り出した油で、紫外線をブロックするケイ皮酸を含み、保湿作用も高いので紫外線が強いアフリカでは肌を守るために使われてきました。酸化に強いステアリン酸とオレイン酸がメイン。

日中の肌を守るオイル

酸化に強く、紫外線の強い地域で育った植物のオイルは、日中使うデイクリームなどに配合されているとベスト。マッサージオイルとしても長持ちします。

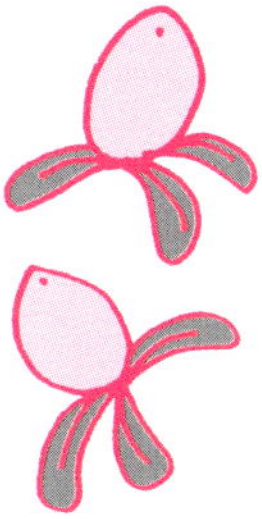

アルガンオイル

モロッコのサハラ砂漠のアルガンツリーの果実の種子からとれる希少なオイル。強烈な紫外線に耐え干ばつにも枯れることがありません。日中のお肌を乾燥からしっかりと守り、現地では老化を10年遅らせる油と言われています。

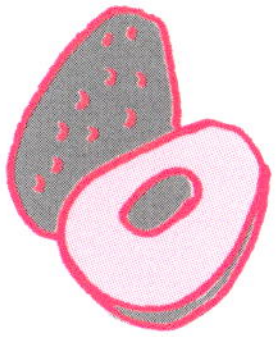

アボカドオイル

森のバターと呼ばれる栄養価豊富なアボカドの皮と種を取り除き、低温で実を搾ったオイルです。オイルの色は葉緑素のグリーンでお肌を清浄にしハリを与えます。角質層にもっとも浸透しやすいオイルで、栄養不足の疲れた肌に修復の効果があります。

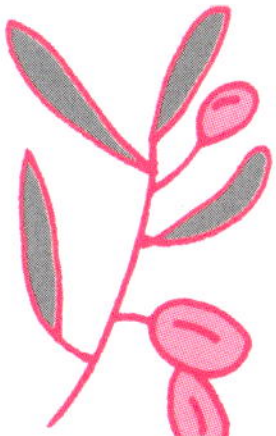

オリーブオイル

地中海に面した地域で栽培されるオリーブの実を搾ったオイル。保湿力に優れたオレイン酸、水分保持力を助けるリノール酸を含むオイルで、クレオパトラが美貌を保つために愛用していたという文献もあります。

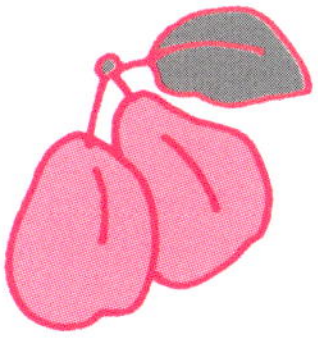

プルーンオイル

プルーンの種子を搾った珍しいオイル。オレイン酸が8割、リノール酸が2割という良いバランスで保湿力が高く、ビタミンEが豊富で抗酸化作用があります。オイルそのものが、杏仁豆腐のようなおいしそうな香りがするのも魅力。

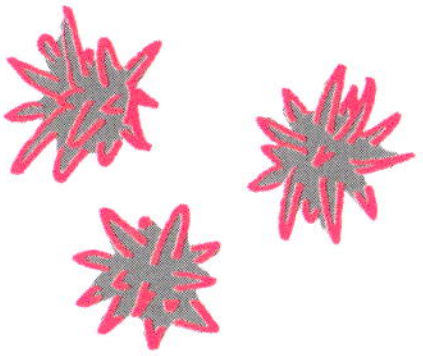

キャスターオイル

トウゴマの種子のオイルで、日本語で言うとヒマシ油。古来からアーユルヴェーダの治療に使われてきました。キャスターオイル特有のリシノール酸が約90%で保湿力、抗炎症作用を持ちます。とろみのあるオイルでグロスの基材によく使います。

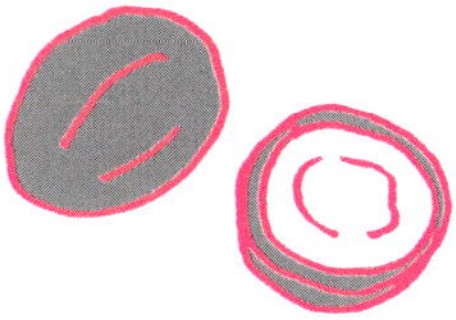

ココナッツオイル

熱帯地方の海岸に生息するココナッツの果肉のオイル。ラウリン酸やビタミンEを多く含むので抗酸化作用が高く、黄色ブドウ球菌に対する優しい抗菌作用もあります。とても酸化に強いオイルで、石鹸に使うと泡立ちが良くなります。

紫外線対策や、美白に良いオイル

カロテノイドやポリフェノール、ビタミンが多いので抗酸化作用が高く、美白作用や紫外線から肌を守る働きがあるオイル。デイクリームや日焼け止めに配合されているとベスト。

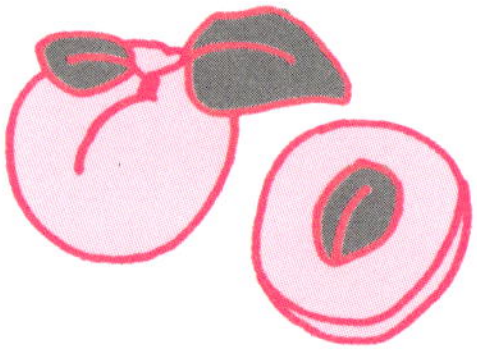

アプリコットオイル

楊貴妃が愛用していたと言われるアンズの種子（杏仁）を搾ったオイル。オレイン酸が多いのでバリア機能を向上させて保湿します。肌を柔らかくして代謝を高めるので古い角質が固まって乾燥したイボや、ニキビの改善にも効果的です。くすみも改善。

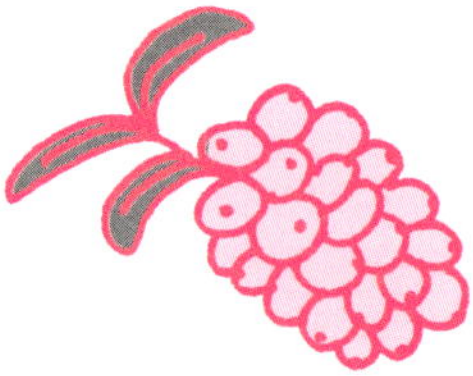

サジーオイル

グミ科の果実の果肉と種子から得られるオイルで、「ビタミンの銀行」、「ミラクルフルーツ」など様々な別名で呼ばれています。カロテノイドを含むのできれいなオレンジ色をしており、ビタミンE、Cも含み美白作用、抗酸化作用が高いです。

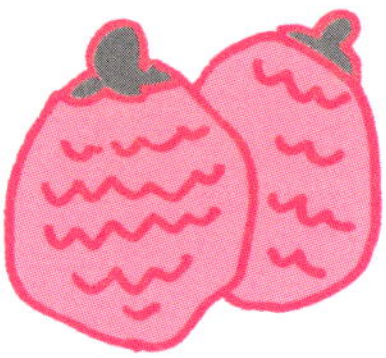

オオミテングヤシ果実油

ブラジルの熱帯雨林に自生するブリティ、アグアヘとも呼ばれる植物の果実から取れる油です。カロテノイドがすごく多いので赤い色をしています。抗酸化作用が高く、紫外線に対してプロテクト効果が高いです。植物性エストロゲンも含みます。

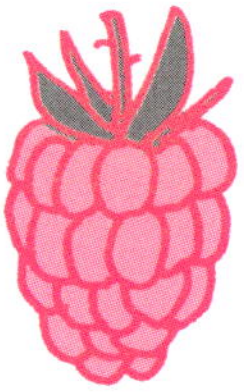

レッドラズベリーシードオイル

レットドラズベリーの種子を搾った、とても希少なオイルです。オメガ６や３など酸化しやすい脂肪酸が多いですが、ビタミンEやエラグ酸のおかげで抗酸化力が高いです。紫外線に対してとてもプロテクト効果が高いことがわかっています。

シワやたるみに良いオイル

浸透力がずば抜けていたり、保湿力が非常に高いオイルたちです。

スペシャルケアとしてオイル単独で使ってもいいし、アイクリームや美容液の配合オイルとしてもいいです。

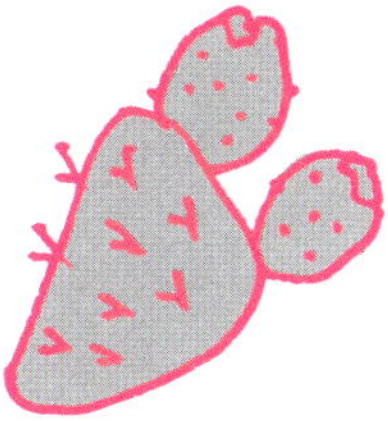

ウチワサボテンオイル

乾燥した荒野に育つウチワサボテンの種子を搾ったオイル。地中深くに根を伸ばし、力強く水を吸い上げて保持する植物のオイルなので優れた保湿力があり、お肌の再生と回復を促します。ビタミンEがオリーブオイルの約 3.2 倍含まれています。

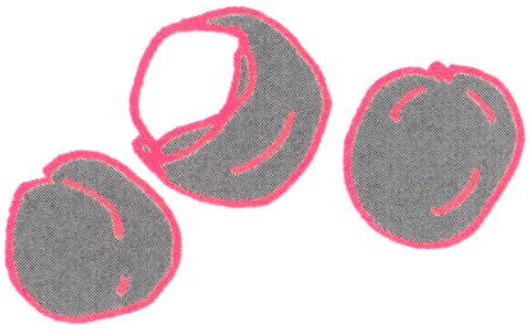

マカデミアンナッツオイル

ハワイのお土産で有名なマカデミアンナッツを搾ったオイル。若さの脂肪酸と呼ばれるパルミトレイン酸が多く、シワやたるみを改善すると言われています。浸透があまりにも良いのでヴァニシングオイル（消えてなくなるオイル）とも言われています。

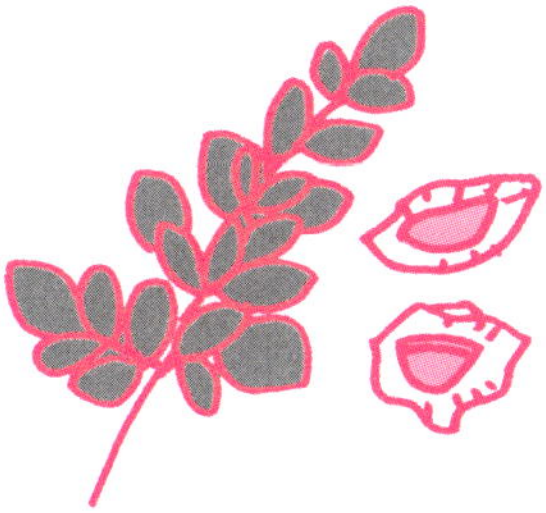

モリンガオイル

世界を救う緑のミルクとも呼ばれる驚異的な栄養価を持つ植物モリンガの種子を搾ったオイル。古代ローマ、エジプト文明では肌の保護のために欠かせないオイルとして珍重されてきました。オレイン酸が多くスーッと浸透し、お肌をふっくらさせます。

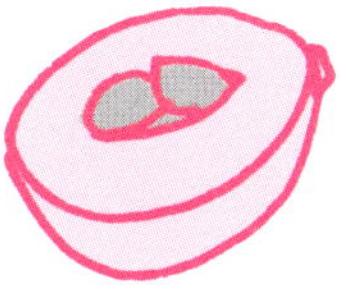

マンゴーオイル

殻を取り除いたマンゴーの種子から搾ったオイル。オレイン酸約４割、ステアリン酸が約４割。お肌に柔らかさと潤いを与え、しっとりした美肌に導きます。お肌への浸透力にも優れ、もっちり吸い付くようなキメの整ったお肌を叶えます。

エイジングケアによいオイル（酸化しやすいので夜使うこと）

シワ、たるみ、シミなどに効果がありますが、酸化しやすいオイルなので、デイクリームやメイクものには向きません。

夜寝る前のオイル美容液として使うのがベスト。

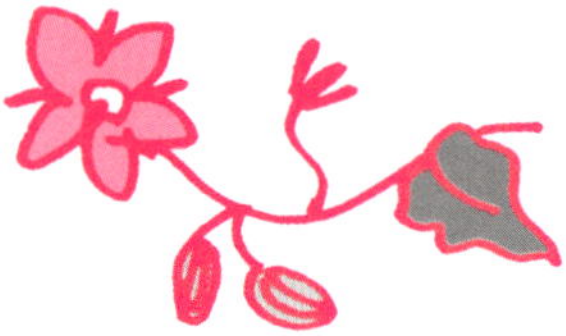

ボリジオイル

青い星の形をした花が印象的なボリジの種を搾ったオイルです。できてしまったシワにも有効なγ-リノレン酸が約20%も含まれています。お肌の水分保持能力を高めるため、炎症や乾燥を防いでくれます。

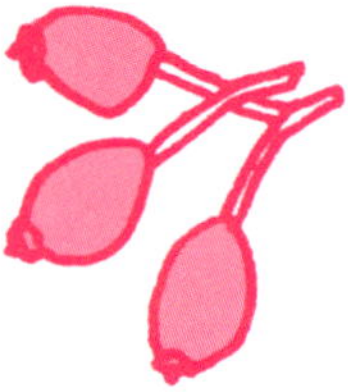

ローズヒップオイル

ドッグローズというヨーロッパ原産の野ばらの実を搾ったオイルです。肌を活性化するα-リノレン酸と、水分保持力を助けるリノール酸を含むのでシミやシワの改善に有効です。美白作用もあり「ビタミンCの爆弾」との異名を持ちます。

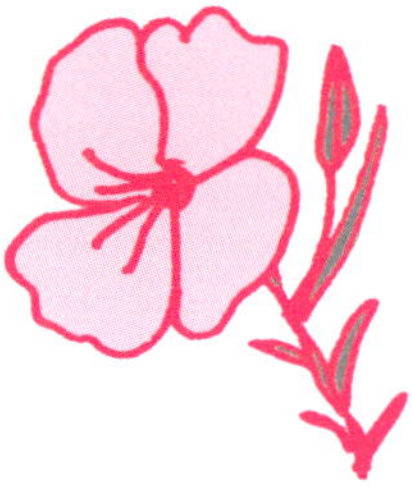

月見草オイル

月見草の種子から搾られたオイルです。月見草は「王の万能薬」と呼ばれるハーブで、北アメリカの先住民に利用されてきました。γ-リノレン酸を約10%含みます。γ-リノレン酸を多く含む天然物は珍しく、ボリジオイルと月見草オイルと母乳です。

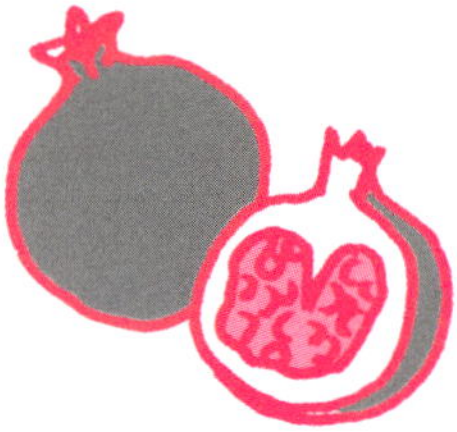

ザクロオイル

植物性のエストロゲンが含まれているザクロの種子を低温圧搾したオイル。「プニカ酸」というザクロ特有の脂肪酸を60%以上も含み、コラーゲンの生成をサポートし、活性酸素の除去、シワ、シミ、たるみ、乾燥などの肌老化を防いでくれます。

日本が誇る美肌オイル

日本ならではの植物からも、すばらしいオイルが搾れます。

しかも成分的にもとても希少な成分を含んでいるものが多いです。

単独でオイル美容液としても使えますが、酸化にも強いのでコスメに配合されていても◎。

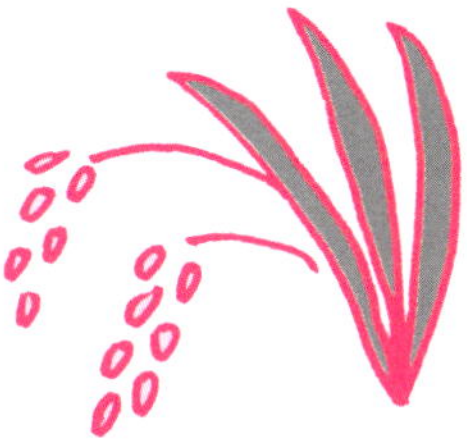

米ぬかオイル

お米の「ぬか」を搾ったオイルです。米ぬかにしか含まれない「ガンマオリザノール」はエイジングケアに最適です。また、紫外線からの保護作用があります。活性型ビタミンE「トコトリエノール」は、通常のビタミンEの約50倍の抗酸化力があります。

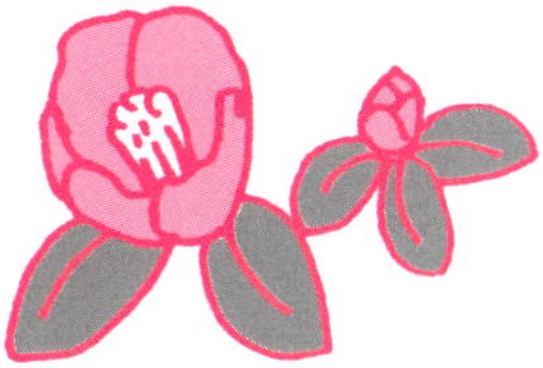

椿オイル

日本の在来種「ヤブツバキ」の種を搾ったオイルです。古来から日本人は食用や薬用、髪や肌のお手入れ用として、また灯などの燃料として使用してきました。オレイン酸の含有量が植物油の中でもっとも高く、約85%を占めています。紫外線カット効果も。

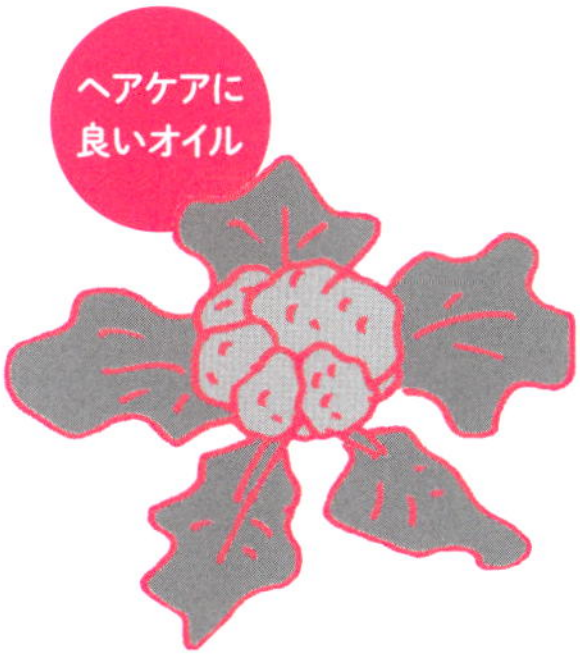

ヘアケアに
良いオイル

ブロッコリーオイル

ブロッコリーの種を搾ったオイルです。一番の特徴は、含まれるエルカ酸にシリコーンオイルに代わる天然保護作用があり、髪をサラサラにして、光沢を与えてくれることです。オイルでありながらべたつきがなく、サラツヤになれます。

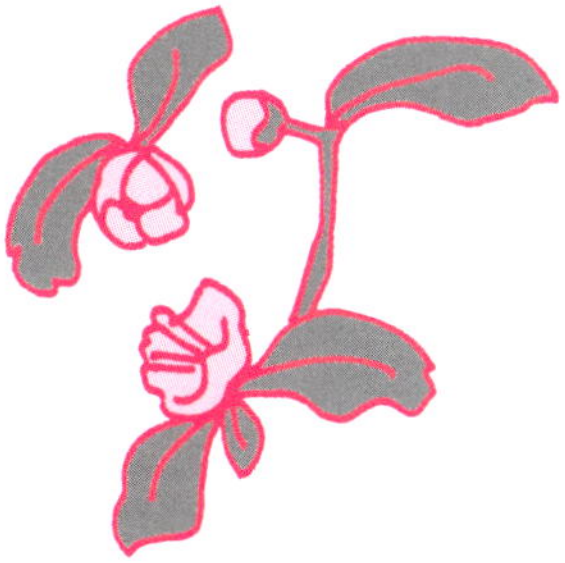

茶実オイル

緑茶の樹の実を搾ったオイルです。約8割のオレイン酸と、少しのリノール酸を含みます。サポニンも多いので、オイル自体の浸透性がとても高いという特徴があります。茶カテキンやビタミンEも豊富で、酸化を防ぐ力が高いオイルです。

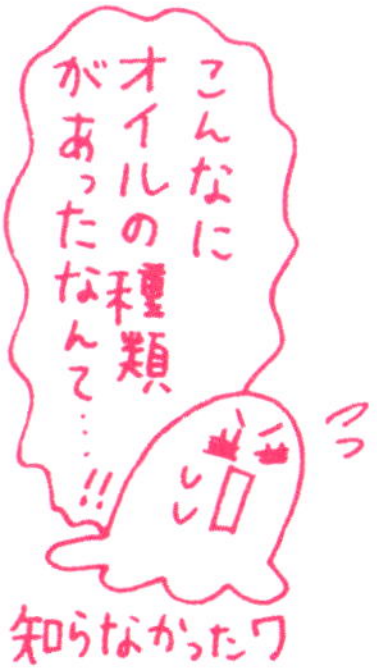

こんなにオイルの種類があったなんて…!!
知らなかったワ

「フィトケミカル」は、肌につけても効く！

体の中から抗酸化していくために、第1章では植物に含まれている「フィトケミカル」をご紹介しました。人間や動物は紫外線や乾燥を感じると、その場から移動したり水分を摂ることができますが、植物は自分の足で逃げることができません。そのためさまざまな有効成分をつくって身を守っています。例えば玉ねぎは外の皮は茶色ですが中は白です。あれは玉ねぎの皮に含まれるケルセチンというポリフェノールが、中の白さを守っているのです。

こうした成分は食べることで健康美容効果がありますが、**実は化粧品に配合してお肌に塗ることでも、お肌を守り、抗酸化力や抗炎症力、抗糖化力を発揮して美しく保ってくれることがわかっています**。玉ねぎの例でもわかるように、真皮まで深く浸透しなくても角質層にあるだけで効果があるのです。

肌につけて効果が高いのは、主にポリフェノールとカロテノイドです。もちろん植物由来のビタミンCやEなども有効です。ポリフェノールやカロテノイドには色がついているものが多いので、配合されているコスメにも少し天然の色がついています。

肌につけると効果があるフィトケミカルの例

ポリフェノール

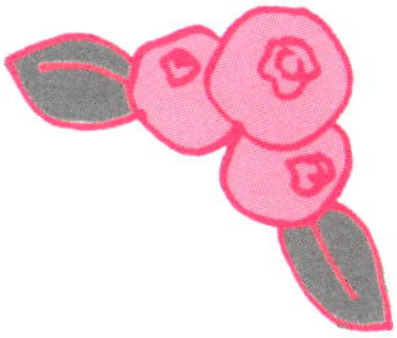

ビルベリー葉エキス
（プロアントシアニジン、ケルセチン等）

フィンランドの野生種のビルベリーの葉のエキス。白夜の影響や空気中の汚染物質が少ないので強い紫外線が降り注ぐため、ポリフェノールを豊富に含む。日焼けを防ぎ、日焼けによるシミ、そばかすを防ぐ。

ローズマリーエキス
（ロズマリン酸・カルノシン酸）

葉や花から抽出する。特にロズマリン酸、カルノシン酸を多く含み、抗酸化力が高く、シワを改善する。世界最古の香水、若返りの水と呼ばれる「ハンガリアンウォーター」の主成分がローズマリー。これにより70歳を過ぎたハンガリー王妃エリザベートが隣国の王子にプロポーズされた伝説も有名。

カロテノイド

ヘマトコッカスプルビアリス油（アスタキサンチン）

ヘマトコッカスプルビアリスという藻が紫外線防御のために作り出すのがアスタキサンチンというカロテノイド色素。オキアミ、エビ、カニ、鮭などの海洋性生物が紫外線の悪影響から身を守るために備えている成分。元は藻から取り込まれたもの。肌で発生する活性酸素を消去して、シワになるのを防ぎ、ハリをもたらす。

カロットエキス（β-カロテン等）

にんじんをオリーブスクワランに漬け込んで作る。ほんのり赤いオイルにはカロテノイドが含まれ、強い抗酸化作用がある。皮膚の老化を遅らせ、皮膚の再生にも有効。ビタミンEも豊富。

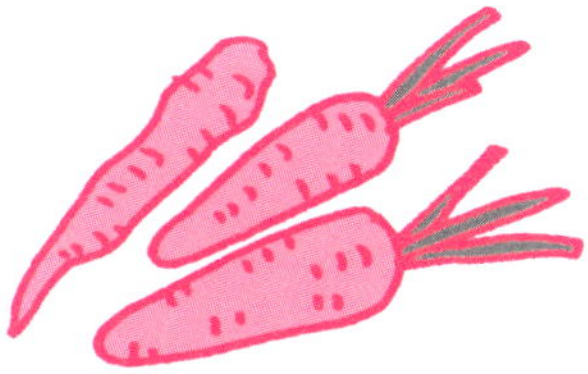

ファンデーションの選び方

ファンデーションの役割はお肌をふわっと美しく見せてくれることと、日常の紫外線を防いでくれること。SPF値の記載がないファンデーションでも、最低限SPF10〜15はあるので、つけているほうが「光老化」のダメージは少なくてすみます。

ただし、**ファンデーションの選び方を間違えると、乾燥を招いたり、強いクレンジングを使わないと落ちないためにお肌に負担をかけ、肌老化を促進してしまう場合があるので気をつけて！** ファンデーションに入っていていいもの、入っていないほうがいいものをご紹介します。

タルク

タルクという鉱石は通常ファンデーションの主成分。パンを作る時の小麦粉みたいな存在なので、もっとも多く入っている原料。しかしアスベストの一種であるトレモライトという鉱物はタルクに近い場所に形成され、その境目もはっきりしないので、粗悪なものではタルクにトレモライトが混じっていることがある。できればタルクを使っていないものを選ぶと安心。マイカなどで代用可能。

シリコーンオイル
（ジメチコン、メチコン、シクロメチコン、○○○クロスポリマーなど）

化粧崩れを防いだり、発色を良くするのに使われる合成樹脂。車用のWAXにも使われていて、水にも油にも溶けにくく肌に貼りついて落ちにくいというのが最大の欠点。落とそうとすると合成界面活性剤たっぷりのクレンジングが必要となり、肌バリアを弱める。

マイカ・シリカ

マイカは雲母とも言い、カリウムを主成分とした天然鉱石。うろこのような薄い膜のような構造をしており、つけると毛穴レスなふわっと美しい肌に見せる。シリカは二酸化ケイ素を主成分とする天然鉱石。人間の毛髪や爪、骨、関節、細胞壁などにも含まれる。お肌のコラーゲン繊維をきゅっと束ねているのもシリカ。

カオリン・サンゴパウダー

鉱物（ケイ酸塩）の一種。花崗岩が長い年月をかけて風化・堆積されてできたカオリナイトを主成分とする粘土。白土とも呼ばれ、化粧品以外では陶磁器の材料としても使用される。サンゴパウダーは天然化石サンゴをとても細かいパウダーにしたもの。両方とも余分な皮脂を優しく吸着してテカリを抑える。

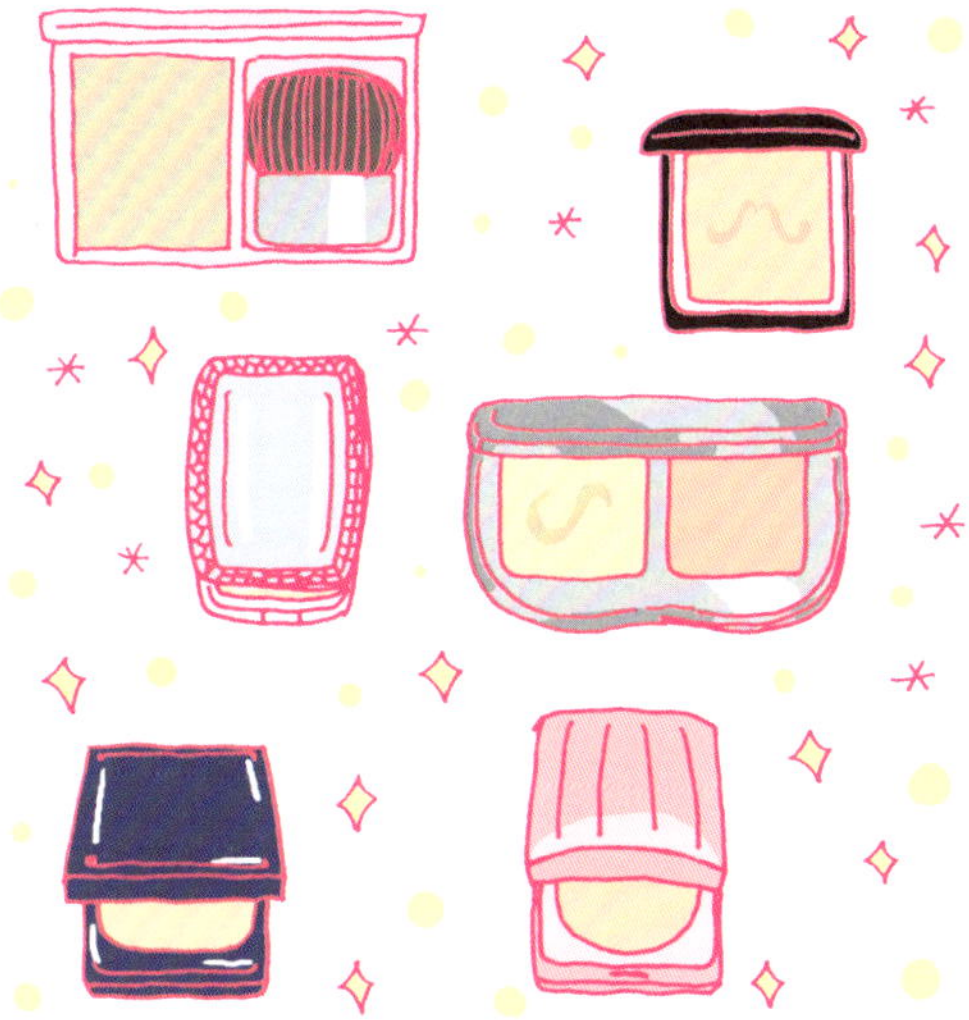

ノンナノの酸化亜鉛、酸化チタン、酸化鉄

ファンデーションの色を司る天然鉱石は、平均粒径が100nm以上の原料が使われている製品を選びたい。

酸化しにくい植物オイル

ホホバ油やココナッツオイルなど、酸化しづらく、なおかつ日中のお肌を外敵から守ってくれる植物オイルが使われていること。

ナノ粒子

ファンデーションの色を作る「酸化チタン」や「酸化亜鉛」が、近年超微粒子になっている。カバー力があるのに薄づきに見えることや、高SPF値にできる利点があるが、最近のファンデーションに使われているものは5～35nm（ナノメートル）ほどで、ウイルスよりも、皮膚細胞の隙間よりも小さいので、皮膚から経皮吸収する可能性や、発がん性もあるとして欧州を中心に問題となっている。皮膚のキメやシワに入り込むと落ちにくく残留しやすいことも問題。

アイシャドー、チーク、口紅の選び方

アイシャドーや口紅、チークはどうしても色や使用感重視で選ぶ方が多いように思います。でも、まぶたも唇も、本来とても角質が薄くて敏感な場所で、皮膚から化粧品の成分が経皮吸収しやすい場所でもあります。まぶたは角質層がとても薄いので、肌のバリアがとても弱い場所です。さらに目の近くなので、アイシャドーの粉は目の中にもどうしても入ります。

また、唇は他の皮膚と違い粘膜に近い性質を持っています。唇には皮脂腺がないので皮脂膜もなく、うぶ毛もなく、角質層もすごく薄いのです。薄いために真皮の毛細血管の血流が透けて見えて、唇は赤く見えるわけです。

そのため**皮膚を保護するバリアがほぼないという、とてもデリケートな場所です**。唇は経皮吸収しやすい場所というだけではなく、口の中にダイレクトに口紅が入ってしまうという

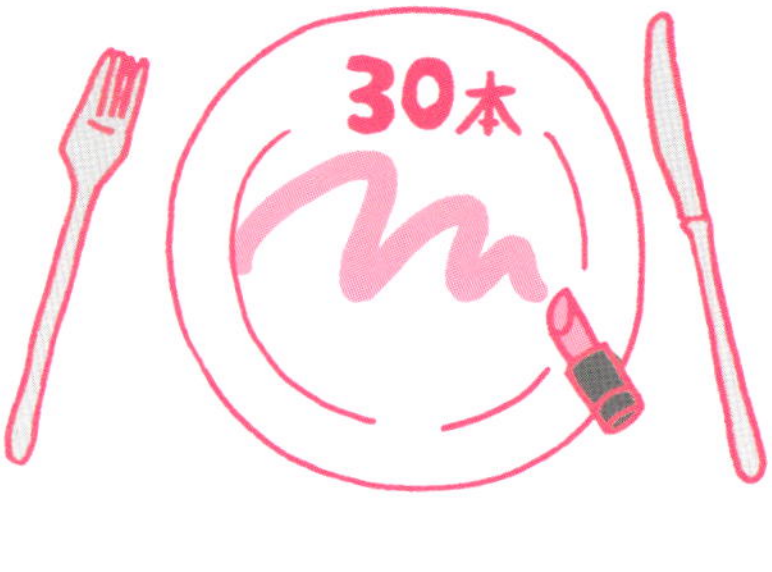

ことも問題です。

毎日口紅を塗る女性は、一生のうちに口紅を30本食べている計算になるそうです!!

こうした色物に入っている成分には、石油系の鉱物油やシリコーンオイルなどもありますが、なんといっても気になるのは合成着色料のタール色素です。長らく石炭のコールタールから作られていたのでこう呼ばれていますが、今は石油から合成して作られています。

全成分では赤色102号、黄色4号など、○色○号という表記になります。食品添加物として使用が許可されているものは12種類ですが、化粧品では83種類も許可されています。**その中には発がん性が確認されて諸外国では使用禁止になっている赤色2号、104号、105号、106号、青色1号、黒色401号、紫色201号なども含まれています。**

オーガニックコスメでは、こうしたタール色素は使用せず、酸化チタン、酸化亜鉛、酸化鉄、クレイなど色のついた鉱物や天然色素を使うのでかなり安心できます。無添加コスメでも合成着色料は不使用としているところが多いので、選択肢は少なくはないです。

私は天然色素の中でも、さらに安全性や有効性の高いものを選び、植物の花びら、根、樹皮、藻などからも色を抽出しています。また、口の中に入る可能性がある口紅には、できれば酸化チタンは使いたくないと思っているので、酸化チタンフリーの口紅を開発中です。

香りについて

香りには、様々な健康・美容効果があることがわかってきています。香りは、常温でありながら気体という、とてもエネルギーの高い存在です。香りは鼻から吸収されると、直接、脳や神経に影響を及ぼします。匂いを持った分子が、鼻の嗅神経を経て、原始の脳である、大脳辺縁系にダイレクトに伝わるのです。そのため、**香りは自律神経系や内分泌系、免疫系に影響を及ぼします。分子が小さいので皮膚に塗ると、吸収されて血中まで行きます。**

天然の香り成分である精油は、自然界の花や葉や木、果物、動物などの香りを蒸留したり搾ったりして抽出したもので、紀元前３０００年の古代エジプト文明の時代から存在しています。こうした香りを使ったアロマテラピーはイギリスではリラクゼーション、フランスでは自然治癒力を高めるものとして長い歴史があり、現在も医療現場やエステで広く使われています。日本でも、近年アロマテラピーを医療に使うという流れが起きていて、ＰＭＳや更年期障害、認知症の治療などに使われています。しかし、**実は日本で化粧品や洗剤や柔軟剤、芳**

香剤などに使用されている香料のうち約95％が合成香料です。天然香料（精油）は約５％程度しか使用されていません。

昔は、香料は天然香料しかありませんでしたが、19世紀頃から石油化学工業や、パルプ工業などから大量に入手できる化合物を原料に、天然香料中の成分を真似るところから始まり、現在は新しく化学的に合成する技術が発達し、とても安価に残香性の強い合成香料が５００種類ほどできています。

近年、**高残香タイプの柔軟剤や匂いの強い消臭剤が流行したこともあり、合成香料で体調不良を訴える人が増加しつつあります**。イギリスの科学雑誌「ニュー・サイエンティスト」に発表された研究では、消臭スプレー、ヘアスプレーを毎日使う女性は、週に1回未満の女性と比べると、頭痛持ちの割合が25％、出産後のうつ病の割合が19％高かったそうです。こうした製品に含まれる化学物質が、体の抵抗力を弱めることも指摘されています。

香りは天然であっても合成であっても、分析すれば１つ１つは化学物質の組み合わせです。しかし例えば合成香料をどんなに駆使しても、いまだに本物のバラの香りすら再現はできません。自然界に存在する香りと合成香料は根本的に違うと感じます。できれば香りは、天然の精油を選ぶのがベストですね。

Note

肌から深く浸透させるって本当はこわいこと

化粧品に含まれている成分は、肌の奥深く届けるのがいいように思っている方が多い気がします。しかし肌には異物が入り込まないようにバリアがあります。

奥深く浸透するのは、本来浸透してはまずい分子量が小さい合成防腐剤や合成界面活性剤などの化学物質が多いです。分子量 500 以下のものは経皮吸収しやすいですが、例えばパラベンは 150 〜 230、エデト酸塩は 292、ラウリル硫酸ナトリウムは 289 で非常に小さいサイズですから簡単に皮膚から体内に侵入すると考えられます。経皮毒は出口のない毒とも呼ばれ、体の中で脂肪に溜まりやすいとも言われています。

皮膚には腸と違って入り込んだ物質を消化するような機能はありませんので、万が一タンパク質が中途半端な大きさで入ってきた場合、分解できずに血中に行き、アレルギーになる場合もあります。例の加水分解小麦たんぱくが代表的な例です。

私は化粧品の成分は角質層まで浸透すれば十分効果があると考えています。油溶性のものは精油をはじめもっと深く浸透することもありますが、その場合浸透しても問題ないような成分を配合すべきだと思っています。

第6章

光老化ブロック

体の老化は「酸化」と「糖化」が大きな原因と言われますが、実はお肌の老化の80％の原因は「光老化」だと言われています。最近では紫外線だけではなく、可視光線のブルーライトや、近赤外線も光老化の原因となることがわかってきました。PCやスマホとの付き合いが濃厚な現代で、いかに光老化を防いでいくかが鍵です。

光老化のしくみ

残留農薬など日常の毒に気をつけて食べ物を整えていくと、自然に体の中からお肌も美しくなっていきます。もう1つ大事なのは、第5章でも書きましたが、紫外線や空調、外気による乾燥などの外敵から、いかにお肌を守るかということ。これは肌の美しさを外側から守る上でものすごく大事です。

実はお肌の老化の8割は「光老化」だと言われています。それが証拠に顔にはくすみやシワ、シミがあるお年寄りも、太ももの内側などは色が白く、深いシワやシミなどはほとんど見られません。私たちの肌をじっくり観察してみても、日光を浴びやすい手の甲と、鏡に映ったお尻などを比べてみれば一目瞭然です。

さて、光老化とはいったい何でしょうか?

太陽光の美容への一番の影響は、本当は日焼けすることではなく、徐々に蓄積されて起こるお肌の変化にあります。UV-Bは皮膚の浅いところまでしか届きませんが、シミやシワをつくったり、大量に浴びることで皮膚がんを発生させる原因になります。

UV-AはUV-Bのような激しい反応はありませんが、とても波長が長く真皮にまで届くため、弾力やハリを保っているエラスチンやコラーゲンを変性させ、皮膚の老化を早めます。UV-Bの影響も強烈ですが、地上に到達する紫外線の約95%がUV-Aなので、真夏以外にも毎日ジワジワとくる長期的な影響が一番大きいのです。

また、最近ではUV-Aよりももっと長い波長の可視光線の「ブルーライト」も光老化の原因になることがわかってきました。ブルーライトは太陽光以外ではパソコンやスマートフォンのLEDバックライトにも使用されています。それより長い波長である近赤外線は、さらに深く肌の奥まで到達し、細胞内のミトコンドリアにダメージを与えるとも言われます。

こうした光が肌にあたった時に一重項酸素という活性酸素が発生します。一重項酸素は真皮の70%を占めるコラーゲン繊維を破壊したり、コラーゲンの量を減らしてしまうことがわかっています。コラーゲン繊維は架橋と呼ばれる橋で結びついているのですが、一重項酸素によってこの架橋が変性してしまいます。架橋が変性すると、お肌は硬くなり、深いシワの原因になります。また、コラーゲンの架橋が変性した肌は水分を保持する力も衰え、ハリを失います。これが光老化の主な原因です。

紫外線

紫外線のＵＶ－Ｂは短い波長ながらエネルギーが強く、肌表面に炎症を起こし、赤くヒリヒリした日焼けを起こさせます。皮膚がんや白内障の原因にもなります。

紫外線のＵＶ－Ａは波長が長く、雲や窓ガラスも通り抜け、お肌を黒くさせるだけでなく、真皮にまで届くため、弾力やハリを保っているエラスチンやコラーゲンを変性させ、ＤＮＡを傷つけます。

ブルーライト

ＵＶ－Ａよりももっと長い波長の可視光線のブルーライトは、目に悪影響を及ぼすことで知られていますが、実はお肌でも真皮の深部にまで到達してダメージを与えます。

ブルーライトは太陽光に含まれていますが、パソコンやスマートフォンのＬＥＤバックライトにも使用されているので、現代に生きる私たちには意外と影響が大きいです。

近赤外線

ブルーライトなどの可視光線より波長が長い近赤外線は、実はUV-Aの5倍も太陽光に含まれています。紫外線やブルーライトより深く肌の奥まで到達し、細胞内のミトコンドリアにダメージを与え、活性酸素によってシワやたるみを引き起こすことがわかってきました。

近赤外線を浴びると、コラーゲンを破壊する酵素であるコラゲナーゼが2倍ほど増加していたそう。

近赤外線は太陽光以外では、テレビ、PC、赤外線カメラ、コタツからも出ています。

太陽光に含まれる光線

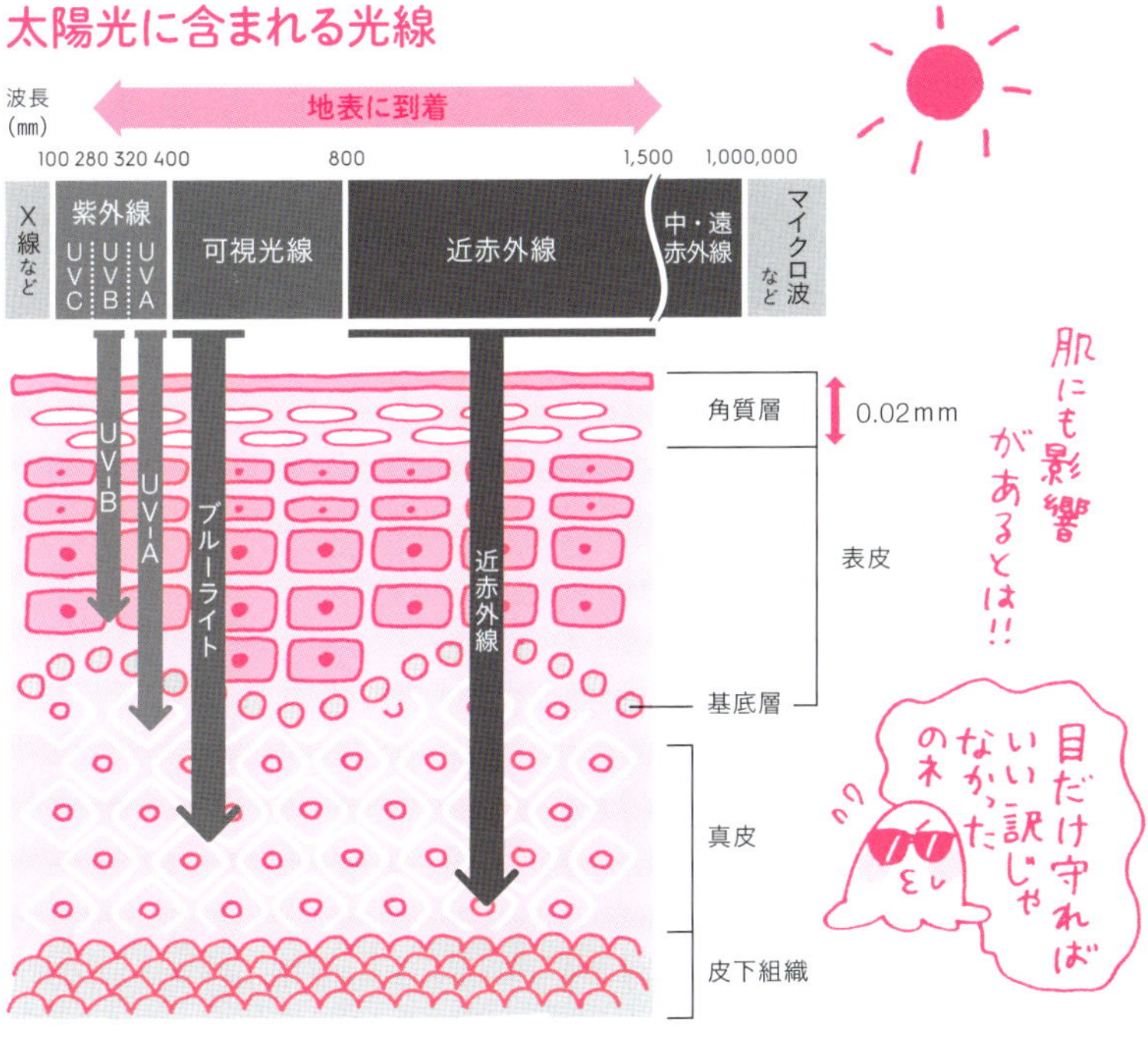

太陽光の中の 10%が紫外線、40%が可視光線、50%が近赤外線

光老化しない人生のために

UV-Bは7~8月がピークですが、3~6月もピーク時の半分以上の量ですし、量が少ないだけで10~2月も降り注いでいます。真皮まで届くUV-Aにいたっては、3~9月までずっと多く、それ以外の月もその半分以上の量がずっと降り注いでいます。地上に届く紫外線の約95%がUV-A。UV-Aは、窓ガラスも雲も通り抜けてきます。5月のUV-Aは真夏と変わらないということも覚えておきましょう。

冬は肌が乾燥しがちなのでバリア機能が弱まり、逆に紫外線の影響を受けやすくなっています。秋冬でも紫外線にあたる時間が長ければ、春夏に受けるダメージに近づいてくるため、**実は一年中注意が必要です**。

1年間のUV-A、UV-Bの変化

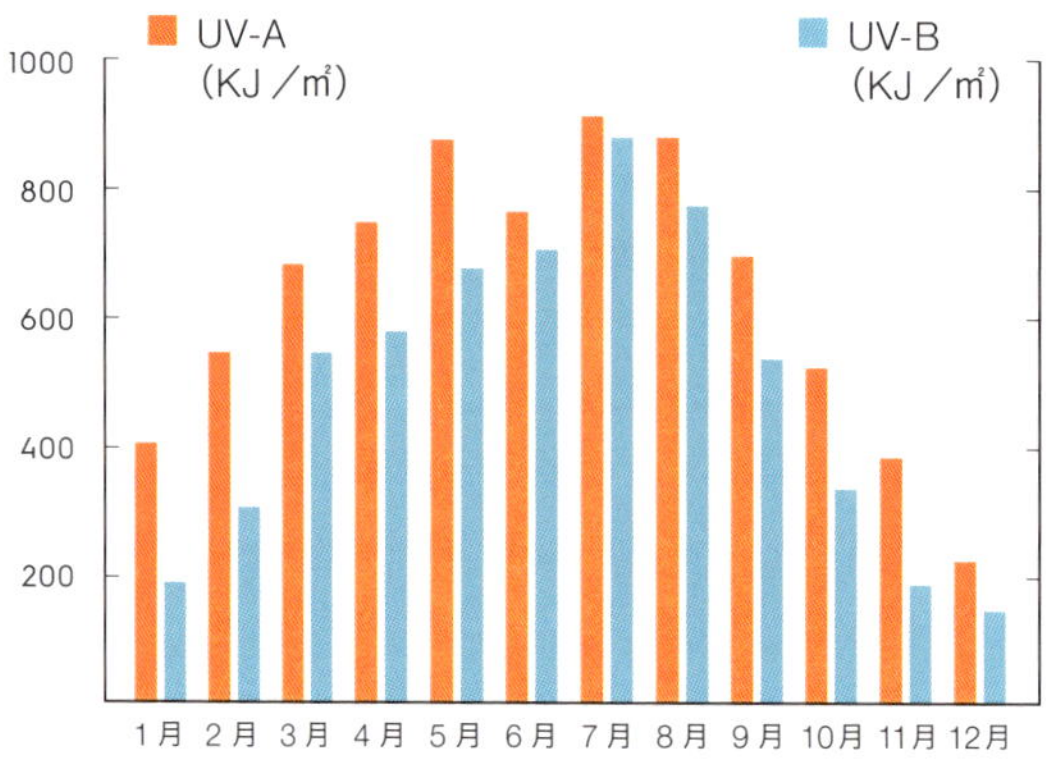

光老化を防ぐために大切なこと

ツバが12cm以上の帽子をかぶろう!

紫外線のほとんどがAM10時～PM2時に集中しています。この時間に外出する時はできれば秋冬でもツバが10cm以上の帽子をかぶりましょう！　ツバが10cm以上あれば顔の70%はカバーできることがわかっています。

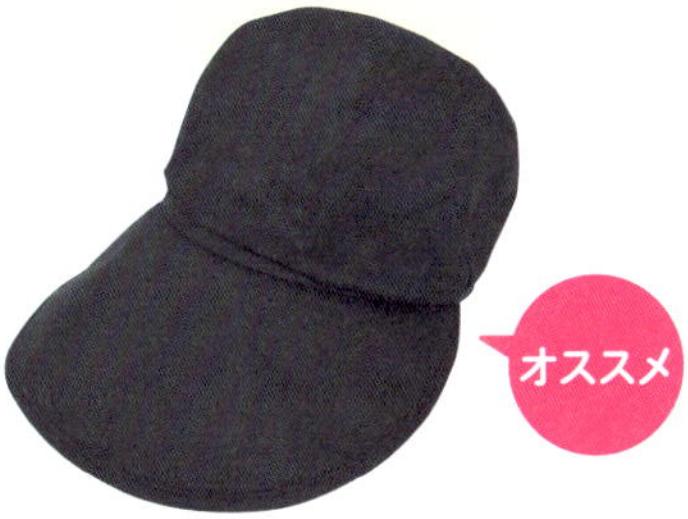

紫外線、可視光線、赤外線まで100%カットする生地で作られています。私のリクエストで日常使いしやすいキャスケットタイプを作っていただきました！　ツバは一番長いところで12.5cm。
完全遮光キャスケット
¥7,500＋税（サンバリア100）

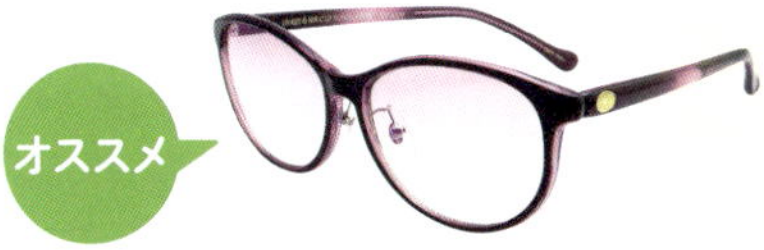

可視光線の一部までカットし、さらに近赤外線も50%カットできる「UV420」というタイプも出ています。
UV420 & NIR-CUT SUNGLASSES UV-4209
¥15,000＋税（メガネのアイガン）

窓ガラスごしの紫外線に油断しないで!

家の中で窓際にいる時、電車の窓際、飛行機の窓際、車に乗っている時。窓ガラスがあるからと油断していませんか？

新幹線や飛行機や車の窓ガラスにはUVカット加工がしてあるものが増えていますが、UV-Aまでカットできるものは数少なく、ブルーライトや近赤外線は通り抜けてしまいます。しかも骨を丈夫にするビタミンDを合成できるUV-Bは遮断されているので、窓ガラス越しの日光浴には光老化あるのみ！　と覚えておきましょう。

サングラスは大きめで色の薄いUV400のものを

目に紫外線があたると防御のスイッチが入って、皮膚のメラニン色素も増えるので、サングラスは常備したいもの。ただしレンズの色が濃いと瞳孔が開いてしまい、紫外線を吸収しやすくなり、その時レンズが小さいと横から入ってきた紫外線の害を受けます。これを防ぐには色は薄めでレンズが大きいものを選び、紫外線カットの基準は「UV 400」のものを選べばUV-Aまでカットしてくれます。また、紫外線透過率の%は低いほど紫外線を通しません。ゼロに近いものがベスト。

サンスクリーンの塗り方

紫外線があたりやすい顔の部位の1位は額、2位は鼻の頭、3位は目じりと頬骨の中央部、4位は頬骨の外側です。1位と2位は皮脂の分泌も多く角質も厚めで、通常シミにもなりにくい部分ですが、問題は3位と4位です。目のまわりや頬は角質も薄く光老化しやすい場所。シミの7割は頬にできるとも言われます。サンスクリーンを塗る時は「頬骨と目じりは二度塗り」を心がけましょう。頬にファンデーションを厚塗りすると厚化粧に見えるので、チークでカバーするのがベストです。

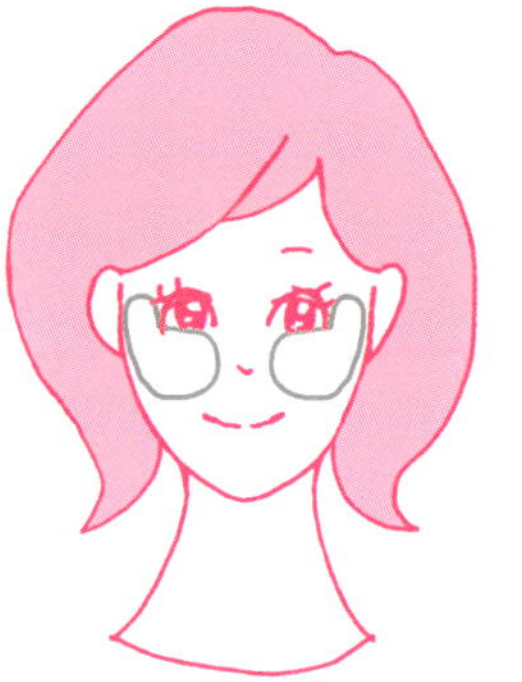

紫外線を浴びすぎたら、とにかく冷やす

紫外線を浴びすぎた日の夜は冷蔵庫で冷やしたタオルを顔にのせたり、冷やした化粧水などを使いましょう。紫外線によって肌の中にヒスタミンという、神経伝達物質が放出されますが、ヒスタミンはメ

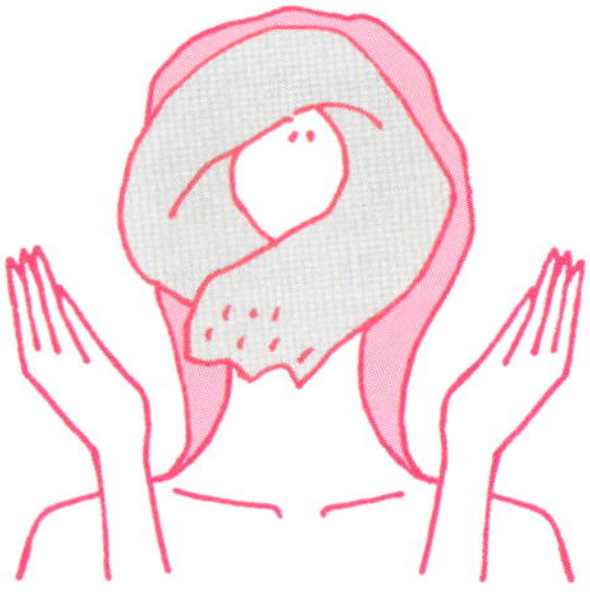

ラニンをつくる色素細胞のメラノサイトにアタックし、メラニンがどんどんつくられます。冷却することでヒスタミンの放出を抑制することができ、シミにもなりにくくなりますよ。

PCやスマホとの付き合い方

液晶画面のバックライトにブルーライトが使われている上に、近距離で画面を見ることが多いので、目も肌も日常的に光老化します。

できれば画面にブルーライトカットのシートを貼り、ブルーライトカットメガネをかけて使いましょう。肌にも負担の少ないブルーライトカットのパウダーをつけておくと安心ですね。

あと近赤外線が出ている「こたつ」では絶対寝てしまわないことです。

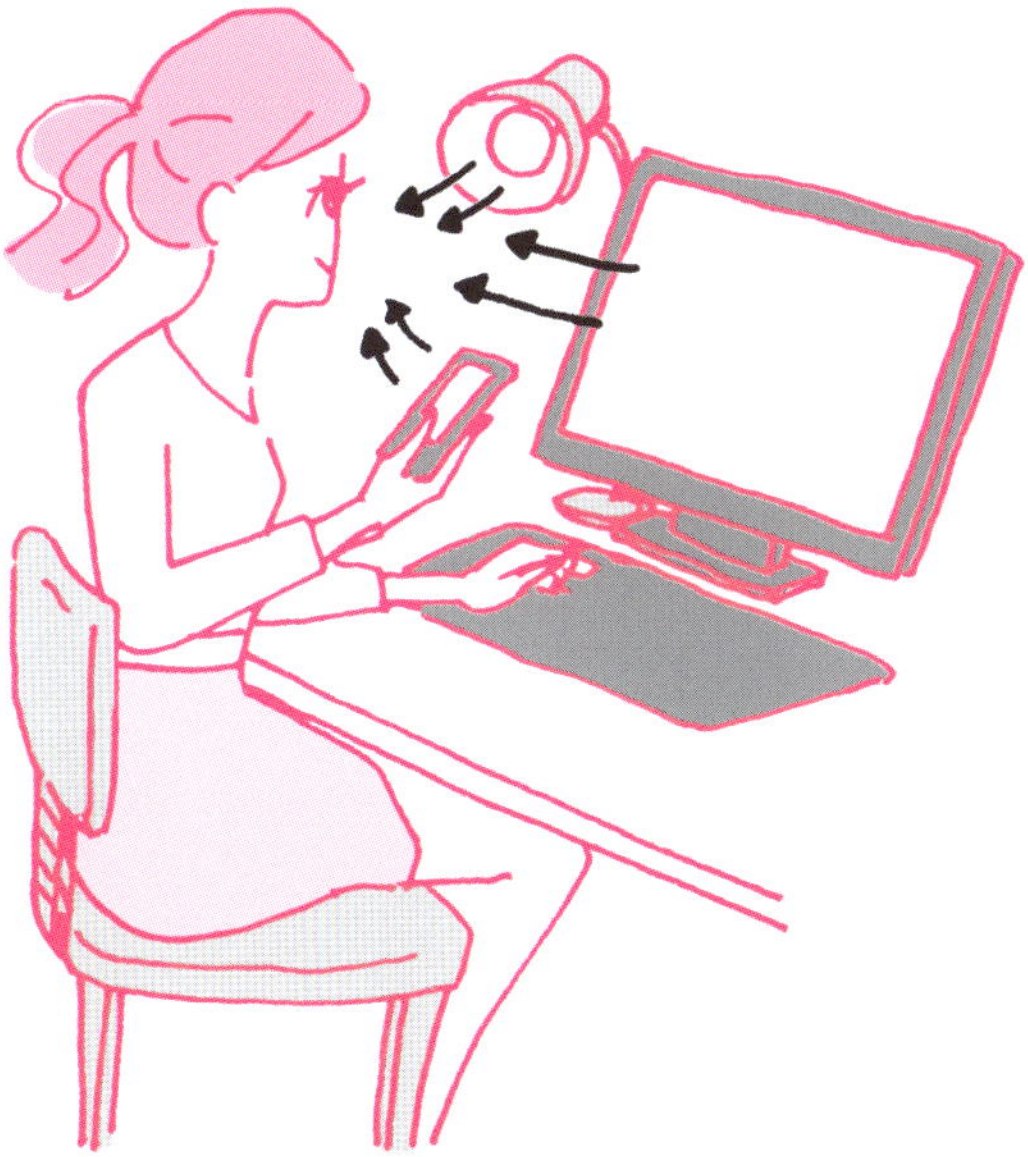

「食べる日焼け止め」で、体の中から光老化撃退！

お肌の老化の主原因とも言われている光老化。様々な光によって、肌のコラーゲンやエラスチン、ＤＮＡにダメージを与えて、消えないシワやたるみをつくるというメカニズムですが、実は光それ自体で傷つけるより、光によって発生した活性酸素で傷つけるほうが多いのです。そこで思い出してほしいのが、第2章や5章でもご紹介したフィトケミカルです。フィトケミカルの中には食べる日焼け止めとも言えるものがありますので、春夏はこういうものを意識して食べて、体の中から光老化を食い止めましょう！

カロテノイド

光老化に大きな効果があるのが、カロテノイドです。カロテノ

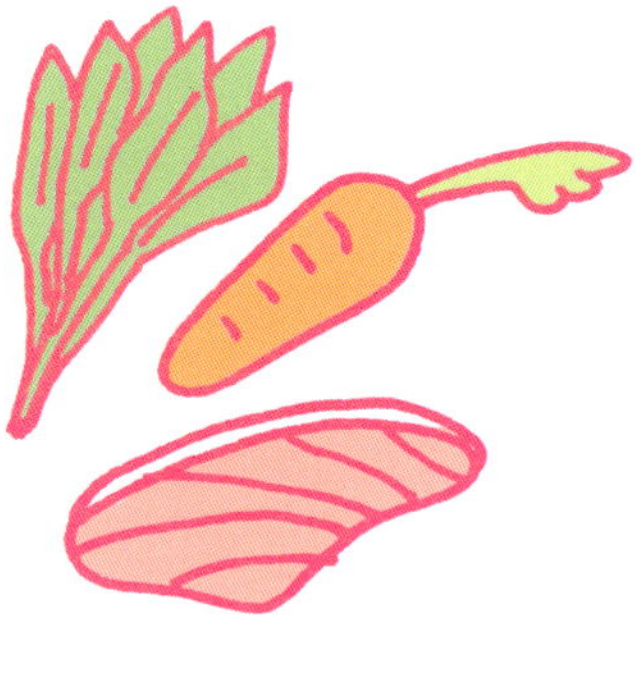

イドは自然界に存在する黄色〜赤色の天然色素で、トマトやにんじん、フラミンゴ、カニなどが持つ色のことで、光保護作用や抗酸化作用を持っています。

例えば鮭は川の浅瀬に産んだ卵を紫外線から守るために、カロテノイドの一種であるアスタキサンチンの色を卵に宿すのですが、それが「いくら」の色なんですね。元はオレンジ色の藻から鮭が食物連鎖で取り入れたものです。カロテノイドには、他にもにんじんやかぼちゃなどが持つβ-カロテン、トマトが持つリコピン、ほうれん草が持つルテインなどがあります。カロテノイド色素を持つ植物を食べておくと、皮膚のカロテノイド濃度が上昇し、皮膚の活性酸素除去活性が高まるということが、数々の実験で明らかになっています。

プロアントシアニジン

リンゴ、びわ、ぶどう、クランベリー、松樹皮エキスに多く含まれています。とても強い抗酸化作用を持つポリフェノールで、全種類の活性酸素を無害化する上にメラニンの生成も抑えます。またコラーゲンやエラスチンの破壊も抑えます。

日焼け止めとの付き合い方

光老化を防ぐために効果的なことの1つは、サンスクリーンやUVカットできるファンデーションを使うことですが、悩むのはSPFの数値だと思います。

下の表を見ていただけばわかるように、**紫外線の防御率は、SPF10からは微妙な違いで、SPF10で90%、20は95%、30は97%といった具合。30と50の違いは実はあまりありません。**

数字のみを過信し、SPF50なら約16時間も日焼けしないと考えがちですが、実際の検査では、16時間浴びたことに相当する紫外線量を短時間で照射しているだけです。実際16時間も強い太陽光を浴び続けていたら、相当な汗をかいているはずなので、とっくに日焼け止めが取れています。数値に惑わされず、汗をかいて取れてきたら、つ

SPFと紫外線遮断率の関係

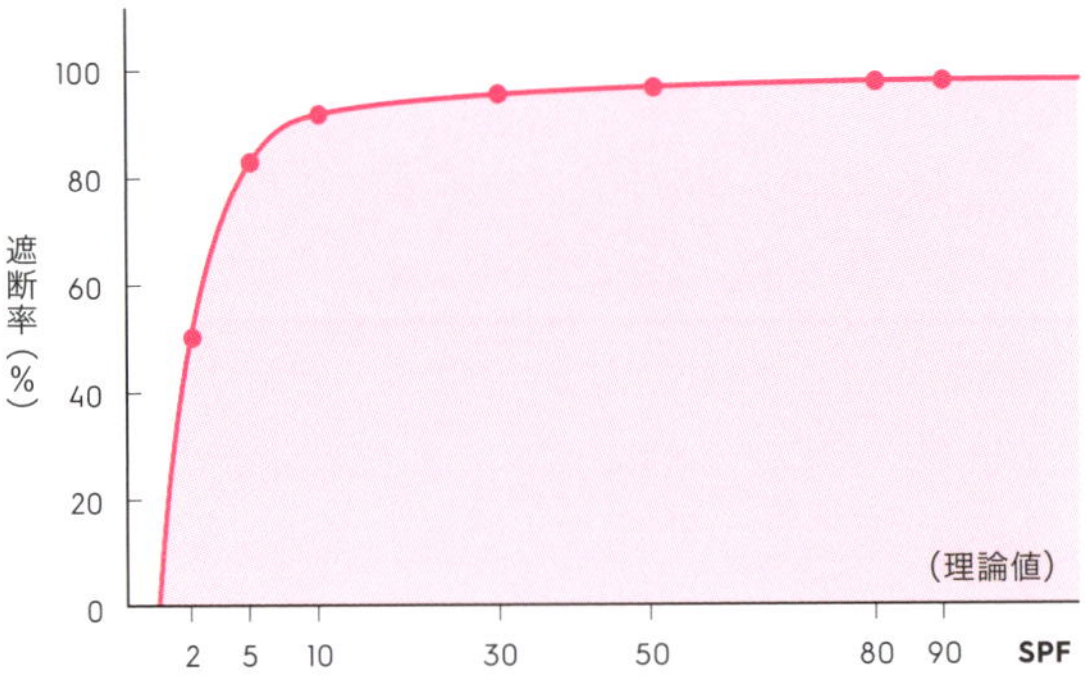

け直しましょう。目に見えて汗をかいていなくても、1日約1・5Lもの汗をかいていることを忘れずに。また、**SPF50でも遮断率は100%ではないこと**を念頭に、帽子や日傘などを併用したほうがいいと思います。

それからSPF検査の時の日焼け止めの量は、1㎝四方に2㎎。これはみなさんが思うよりかなり多めで、顔で言うと500円玉くらいの量。薄くのばしているだけでは、表示してあるSPF値より下がりますので、気持ち多めにムラなく均一にお肌にのばすことが大事です。

私は酸化チタンも酸化亜鉛も紫外線吸収剤も使わず、植物のポリフェノールの力だけでUVカットするサンスクリーンや、ナノ粒子を使ってないのに白浮きしにくいファンデーションを開発して、それを使用しています。また酸化セリウムというミネラルは、紫外線だけじゃなく、ブルーライトや近赤外線も透過させないという面白いミネラルです。紫外線にあたっても活性酸素をほとんど発生しないどころか、還元力まであることが類を見ない素材なので、ノンナノの酸化セリウムを使用したパウダーサンスクリーンも開発して使用しています。

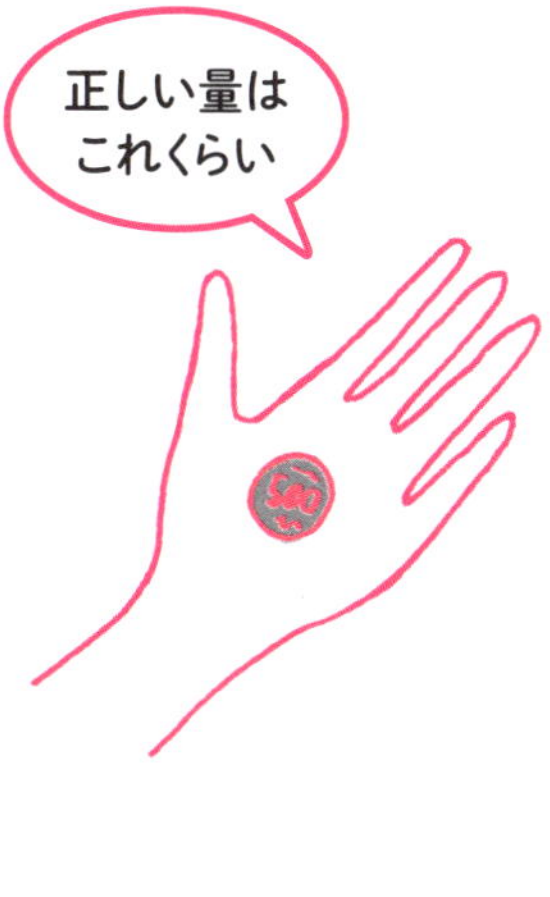

短時間日光浴のススメ

光老化のことばかり気にしていると、全身に日焼け止めを塗って、ＵＶボレロ、ＵＶ手袋をはめ、足もパンツやレギンスで覆い、その上に日傘をさして歩く「完全防備」になりがちです。ここまで光老化について熱く書いておきながら、最後に何を言うの！　と言われてしまいそうですが、声を大にして言わせてください。

みなさん、日光浴をしましょう!!（ただし、顔以外で）

皮膚が紫外線にあたった時に生成されるビタミンＤは、丈夫な骨をつくるために欠かせないビタミンです。お肌の下は骨です。骨が老いると、それについている筋肉や肌もたるみやすくなってしまいます。

それだけではなく**ビタミンＤは、乳がん、大腸がん、前立腺がん、1型糖尿病、多発性硬化症、関節リウマチを予防する働きがあることがわかってきています。免疫機能に関わるので、日光浴していると花粉症にもなりにくいとも言われています**。

ビタミンDのレベルが低下すると、脳の認知機能や情緒に関わる領域にも影響を与えるため認知症やうつにもなりやすくなるようです。ビタミンDは、植物性では干ししいたけ、きくらげなどのきのこ類、動物性では魚などに含まれていますが、必要量を食べ物だけで摂ろうとするのは無理があります。どうしても、直射日光を浴びることが必要なのです。覚えておいてほしいのですが、ビタミンDを合成できるのは主にUV-Bだけで、窓ガラス越しの日光浴では意味がありません。洋服を着ている部分ではビタミンDの生成は、ほぼ望めないし、ストッキングをはいていると約60%もUV-Bを遮断します。SPF15の日焼け止めですら、塗っている部分の約90%もビタミンDの生成を減少させてしまうそうです。

必ず露出した肌に直射日光を浴びてください。ただしビタミンDの生成というのは、白い肌ほど生産力が高いので、日焼けするほど浴びるのは逆効果です。1日10～20分程度、最低でも週3回日光浴すると良いと思います。真夏で肌の露出が高ければ5分程度でもいいのです。春夏の天気の良い日なら、日陰でも通常の50%近いUV-Bが皮膚にあたっているようなので、日陰でもOK。浴びる部分は日焼け止めは塗らないでください。

もちろん光老化の観点から、顔ではなく手足がおススメです！　私はシミになりにくい手のひらをよく日光浴させています。

Note

シミはなぜできる？

メラニン色素は、表皮の一番下の基底細胞でつくられます。その下はお肌の本体である真皮ですから、体は絶対ここを傷つけたくないわけです。紫外線が肌の深くに差し込むと、肌は「やばいっ！」と察知してメラニンをつくるんですね。例えて言うと、メラニンは肌がささーっと引く「遮光カーテン」なのです。

それが証拠にメラニンがあまりない白人の方はすごく光老化しやすいです。一般的に黄色人種や黒人の方が、皮膚が丈夫なのはそのせいなのです。

だからメラニンそれ自体は、あったほうがいいものです。メラニンが発動されてもシミにさえならず、早く代謝されてしまえば問題ありません。

問題は、メラニンが過剰につくられるほど日焼けした時や、加齢、ストレス、ホルモンバランスの乱れ、刺激などでターンオーバーが乱れている場合。メラニンが皮膚に長くとどまると色素沈着を起こし、シミになって残ってしまうことがあるのです。シミの部分はメラニンが過剰分泌し続けている状態。フィトケミカルの中には、エキナコシドや、褐藻ポリフェノールなどメラニンの過剰発生を抑えてくれるものもあります。

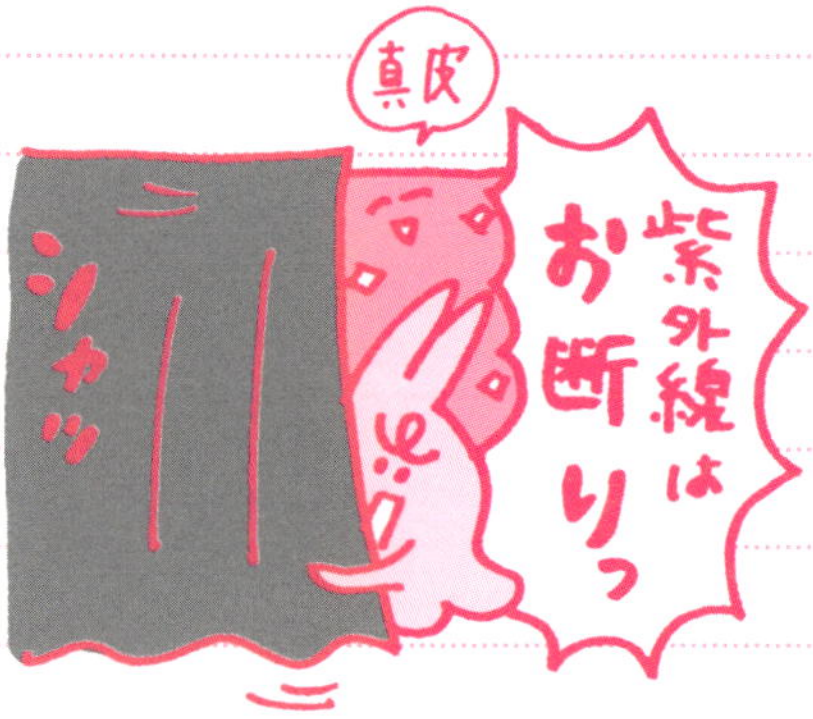

第7章

効果的なパーツケア

内からも外からも基本が整ったら、今度はもう少し細かい部分、見過ごされがちなパーツケアについてお伝えします。例えば顔の額縁とも言える「髪」、年齢が出やすい「目のまわり」、「口元とフェイスライン」、化粧でごまかせない「声」、40代以降に問題が出やすい「歯と歯茎」、そして「背骨まわり」です。

その1 髪

額縁が素敵だと、中身の絵まで何やら芸術的に見えることってありませんか？言うなれば、髪は顔の額縁。髪が健康的でつややかで、イキイキしていれば、それだけで全体の印象は5割増し！　それに顔は化粧でカバーできても、髪は意外と年齢が出ます。髪に元気がないと、それだけでなんとなく若々しさがなくなり、疲れて見えてしまいます。特に後ろ姿、見られていますよ！

しかし髪は命に直接影響がないところなので、体の中では栄養はいつも後回しにされています。だから**加齢や、疲れや、栄養不足はまず髪に出ます。逆に言うと体のダメージは、まず最初に髪にあらわれやすいのです。**

実は髪と爪は、表皮の角質層が変化してできたものです。お肌の一番表面の角質層、爪、髪、この3つは同じ「ケラチン」というたんぱく質でできているのです。髪や爪を見れば、お肌の状態もわかり、髪の状態を気にかけておいてあげれば、肌も恩恵にあずかれるというわけなんです。

また、髪は加齢とともに白髪が増えることも気がかりです。毛染めにより髪や頭皮にダメージを与えてしまうと、たとえ白髪は目立たなくても髪につやがなくなるし、頭皮からの化学物質の経皮吸収によって今度は体の中にダメージがあります。

また頭や頭皮がとても硬い方がいますが、これは肩こり、首こり、眼精疲労、歯ぎしり、顎関節症の影響が、頭にも影響を与えているのです。頭が硬いと、髪への血流が悪くなったり、筋膜で顔ともつながっているので、顔もたるみやすくなったり、おでこのシワの原因になることもあります。髪と頭皮をぜひケアしてあげましょう！

頭皮には顔の3倍の皮脂腺があるので、脂汚れが出やすい場所です。髪が長い方や皮脂の多い男性は毎日でも洗いたくなるもの。その他の方も2日に1度程度は洗髪すると思います。**ここで大事なのは予洗いと、シャンプーの選び方です。**

まず、シャンプー前に頭皮をお湯でもみ込むようにしっかり洗うこと。これがちゃんとできていればシャンプーは毎日使わなくてもいいと思います。

ノンシリコンのシャンプーが流行りましたが、シリコーンオイルは前述したように被膜性が強くて落ちにくいものなので、特にシャンプーには入っていないほうがいい成分です。でもノンシリコンなんて当たり前で、もっと注意しないといけないのは界面活性剤の種類です。

シャンプーは界面活性剤のかたまりのようなものなので、頭皮への影響も大きいので、必ず慎重に選んでください。特に**「ラウリル硫酸Na」「ラウリル硫酸カリウム」「ラウレス硫酸Na」「ラウレス硫酸TEA」などの石油系高級アルコール系の合成界面活性剤は洗浄力が強すぎるので頭皮の皮脂を奪いすぎ、たんぱく質変成作用もあるので髪を傷めてしまいます。**

一番安心できるのは、なんといっても純粋な液体石鹼のナチュラルシャンプーですが、慣れないと最初はごわつき、べたつきが気になる場合もあります。洗い方のコツは、お湯での予洗い後、シャンプーをよく泡立てて頭皮を中心に洗い、髪には泡だけで直接液をつけないようにすること。流す前に手で泡をある程度取っておくこと。そして必ず酸性のコンディショナーでキューティクルを閉じてあげると、ツルッツルのサラサラ髪になります。

石鹼シャンプーじゃない場合は、低刺激なアミノ酸系かベタイン系界面活性剤がまだいいです。アミノ酸系には全成分に「～グルタミン酸」とか「～アラニン」とかアミノ酸の名前が入ります。ベタイン系には「～ベタイン」とベタインの名称が入っています。ただ、これもオーガニックかナチュラル系でないと、その他の成分で頭皮に良くない化学物質が入っている可能性がありますので気をつけてください。

髪の毛に良い食べ物

髪の90%以上を占める

良質なたんぱく質

平飼いの鶏卵、魚、大豆、豆類 など

髪のたんぱく質を合成するには

ビタミンB_6

にんにく、酒粕、カツオ、サバ、サンマ、ピスタチオ、抹茶、ごま など

髪を丈夫にするには

コラーゲンとシリカとビタミンC

鮭、ウナギ、サンマ、ブリ、きび、大麦、青海苔、果物、赤ピーマン、ブロッコリー など

抜け毛予防には

亜鉛、カルシウム

牡蛎、煮干し、肉類、抹茶、松の実、ヘンプナッツ、干しエビ、煮干し、ごま、海藻 など

髪の乾燥を防ぎ、つややかにするには

オメガ3脂肪酸

青魚、オキアミ、亜麻仁油、えごま油 など

白髪予防には

チロシン、ビオチン、銅、鉄

きなこ、ごま、ココア、焼き海苔、ヘーゼルナッツ、魚類、スルメ、イカ、タコ、きくらげ、ひじき など

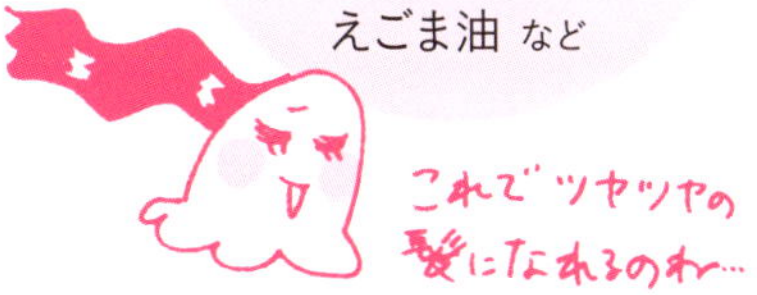

きれいな髪をつくるための頭皮マッサージ

シャンプーのあと、コンディショナーやトリートメントをつけた時についでにやると楽です。

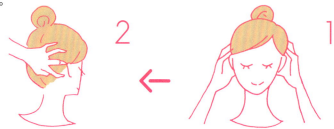

1

側頭部を指でもみほぐす

耳の上の髪のはえぎわをそれぞれ5本の指で10秒間強くもんでマッサージをする。

2

後頭部を片手でマッサージ

片手で首の後ろのはえぎわをもみほぐす。右手で10秒、左手で10秒、それぞれ行う。

3

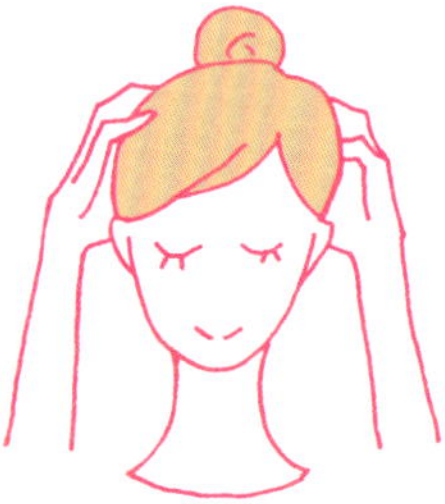

後頭部を割るように

後頭部を左右に割るように5本の指でぐぐっと10秒マッサージする。

4

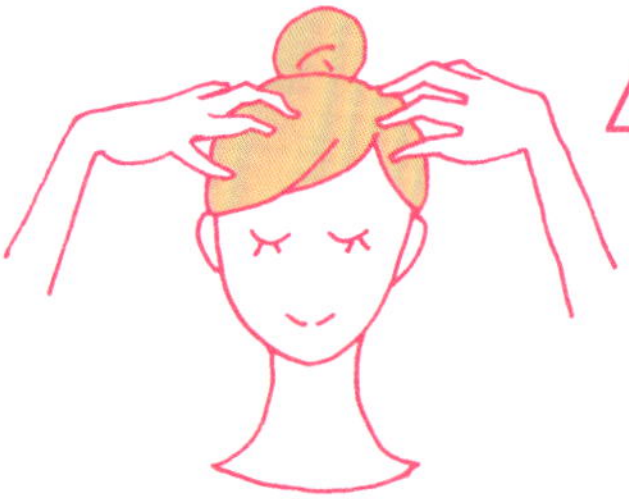

全体をもみほぐす

最後に全体をもみほぐしてマッサージは終了。

Tips

白髪染めは、できればヘナとインディゴで

パーマやカラーリングがなぜ髪を傷めるかというと、強アルカリ性なので髪のたんぱく質が壊れやすいのです。どうしてもカラーリングや白髪染めをしたい場合はまだヘアマニキュアのほうが髪を傷めにくいです。地肌には液をつけず、髪の根元から数ミリ浮かして液をつけるようお願いしてください。

私はヘナとインディゴが混ざったハーブタイプの毛染めを愛用しています。これならヘナだけのようにオレンジにならず、ダークブラウンに染まります。しかも髪が健康に丈夫にもなります。ただし、普通のヘアカラーより色もちが悪いので、小まめに染めることが必要です。

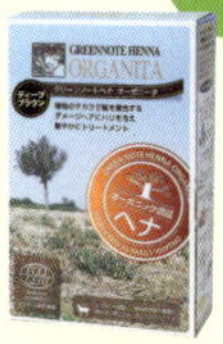

グリーンノート
ヘナ オーガニータ
ディープブラウン
¥2,300＋税
(グリーンノート)

美しい髪をつくるドライヤーのかけ方

自然乾燥は髪がパサつきやすく、そのまま寝るとキューティクルも傷つきやすいです。ドライヤーは温度が高くなりすぎず、なおかつ風量の大きいドライヤーを選ぶこと。

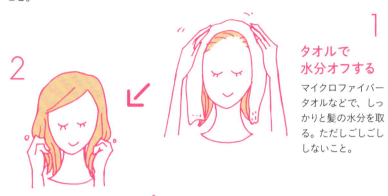

1

タオルで水分オフする

マイクロファイバータオルなどで、しっかりと髪の水分を取る。ただしごしごししないこと。

2

乾燥が気になる髪にはここでヘアオイルを

椿油やアルガンオイル、ブロッコリーオイルなどがおすすめ。つけすぎてもべたつくので髪の長さに合わせて2滴～4滴まで。両手のひらで混ぜ合わせ毛先を中心に髪の内側になじませる。頭皮にはつけないこと。

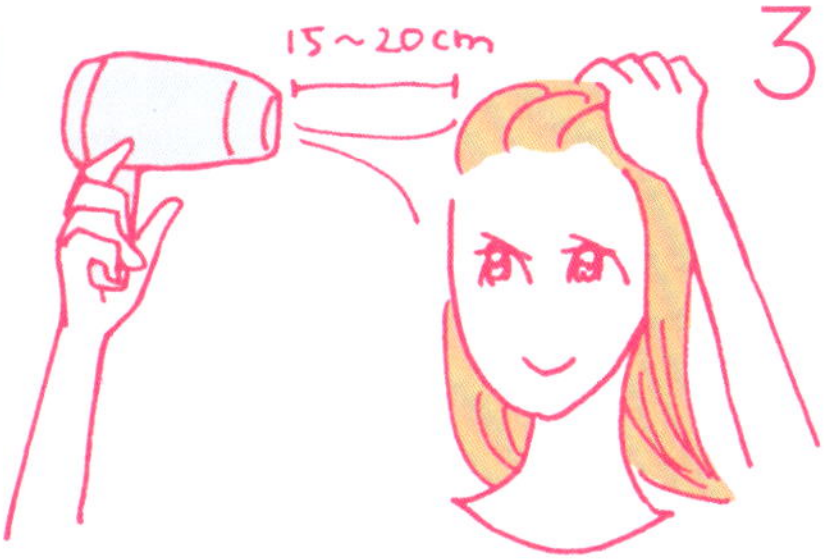

3

ドライヤーで乾かす

15～20cm程度離して、必ず髪の根元から全体にざっと乾かす。毛先は乾燥しやすいので、余熱でも大丈夫なので直接あてないこと。髪が長い方は、下向き加減で髪を前のほうに持ってきて後ろから前に乾かす。根元がペタンとしがちな方は、トップの髪を根元から指で持ち上げ、風をあてる。

4

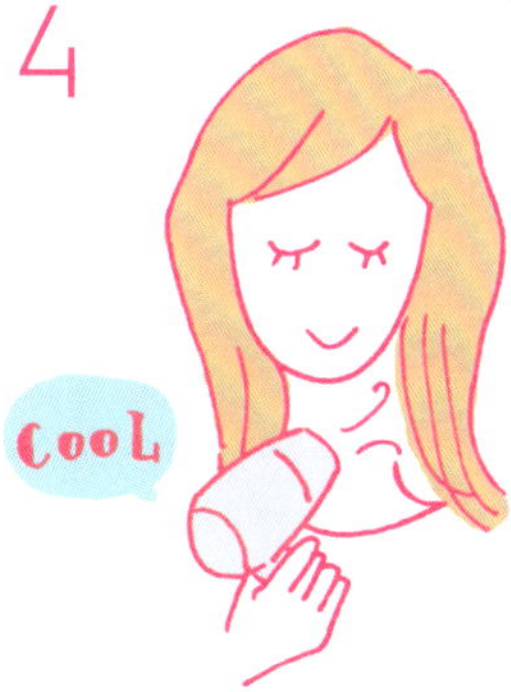

冷風に切り替える

8割乾いたら、あとは冷風に切り替えて乾かす。冷風でキューティクルがきゅっと締まるため。毛先は完全に乾いていなくても大丈夫。

その2 目のまわり

目元って年齢が出やすいですよね。目尻のシワ、目の下のちりめんジワ、乾燥やハリのなさ。目の下のたるみ、影のようなふくらんだクマ、目の落ちくぼみ。そしてまぶたのたるみで目が小さく見えてくることもあります。**撮られた写真を見ると、大きく目を開けたつもりなのに眠そうな目になっていることがあれば、それがサインです**。

ところで、目の周辺の皮膚は、なぜそんなに他の部分より衰えやすいのでしょうか？

まず目のまわりには、骨がないのです。頭蓋骨を思い浮かべたら、目のところはぽっかり穴が開いていると思います。そう、目の周囲は皮膚に骨の支えがないのです。

その上、目のまわりは皮膚がとても薄いのです。人間の皮膚の厚さは、ほとんどが約2～3㎜ですが、目のまわりは、なんとわずか0・5㎜ほどしかありません。**ほかの皮膚の4分の1くらいの薄さ**なのです。これだけでもデリケートでシワになりやすいのですが、さらには皮脂腺、汗腺がとても少なく、セラミドも少ないために、**水分を保持する力が弱く、乾燥しやす**

いのでさらにシワになりやすくなります。バリアが薄いので紫外線の影響も受けやすく、コラーゲンやエラスチンが破壊されやすくなります。目の下のたるみによる影のような黒いクマは、加齢や紫外線によってコラーゲンが減り、皮膚が薄いために目の脂肪を支えきれなくて垂れてきた陰なのです。

長時間のパソコン作業やスマホなどからくる眼精疲労で、目のまわりの血行が悪くなると目のクマが目立つだけでなく、コラーゲンやエラスチンの生成にも影響を与えてしまうので、よけいにたるみやすくなります。

こんなデリケートな目元は、他とは別物と考えてケアし、キラキラ輝く瞳とシワの少ないハリのある目元をめざしましょう！

目に良い栄養素

目の中でも忙しいのが水晶体と黄斑部。水晶体のレンズを厚くしたり薄くしたりしてピントを合わせ、見たものを映し出すスクリーンが網膜でその中心が黄斑部です。水晶体も黄斑部もよく活性酸素が発生している場所ですが、ここが酸化するとシャレにならないので抗酸化物質で守っています。それが「ルテイン」というカロテノイド色素。ルテインは目に有害なブルーライトや紫外線を無害化しているので、飲むサングラスのような役割もはたしています。

もう1つ大事な栄養素が「アントシアニン」です。網膜の「ロドプシン」というタンパク質の再合成能力を高める作用があり、コントラストのはっきりしたクリアな視界を保ってくれます。

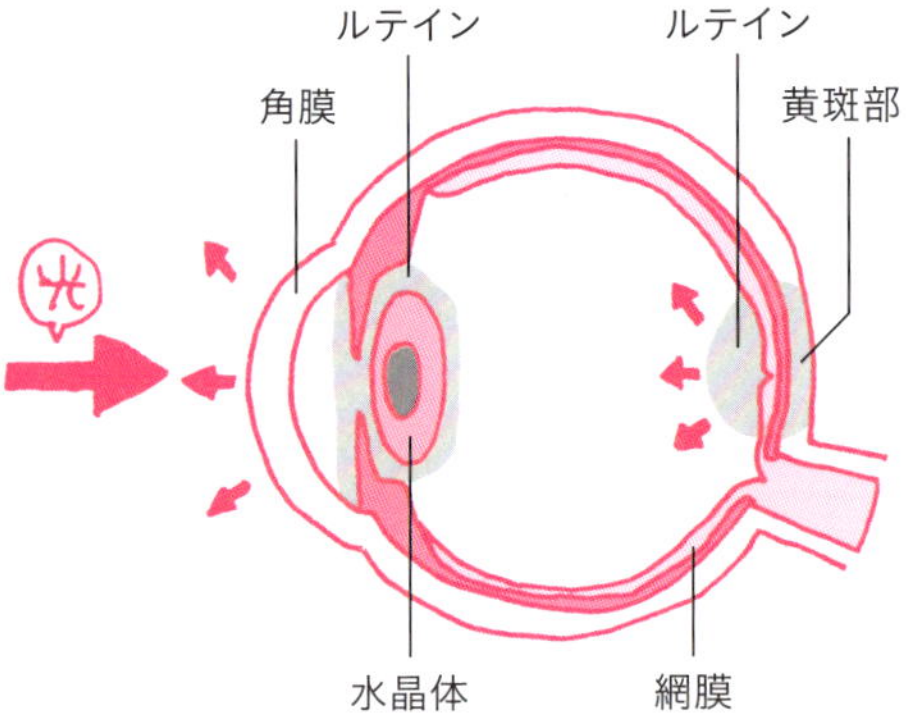

目に良い栄養素

ルテイン

ほうれん草やかぼちゃ、にんじんなどの緑黄色野菜、マリーゴールド

アントシアニン

カシス、ブルーベリー、ビルベリー、マキベリー、プルーン

DHA

マグロ、ブリ、サバ、オキアミなど
※網膜の脂肪の約60%を占める。視力改善、ドライアイ、疲れ目の予防。

ビタミンA、βカロテン

にんじん、かぼちゃ、ほうれん草、ウナギ、春菊など
※不足すると夜盲症になる。ドライアイになることも。

ビタミンB_1

大豆、きな粉、昆布、青海苔、松の実、ごま、豚肉など
※目のまわりの筋肉の疲労改善。視神経の働きを活発にする。不足すると近視になりやすい。

目元ふっくら！
視界も速攻クリアになる
ツボ押し

眉頭、眉の真ん中、目頭、目から2cm下、こめかみといったツボを、親指か中指でぐーっと押していきます。

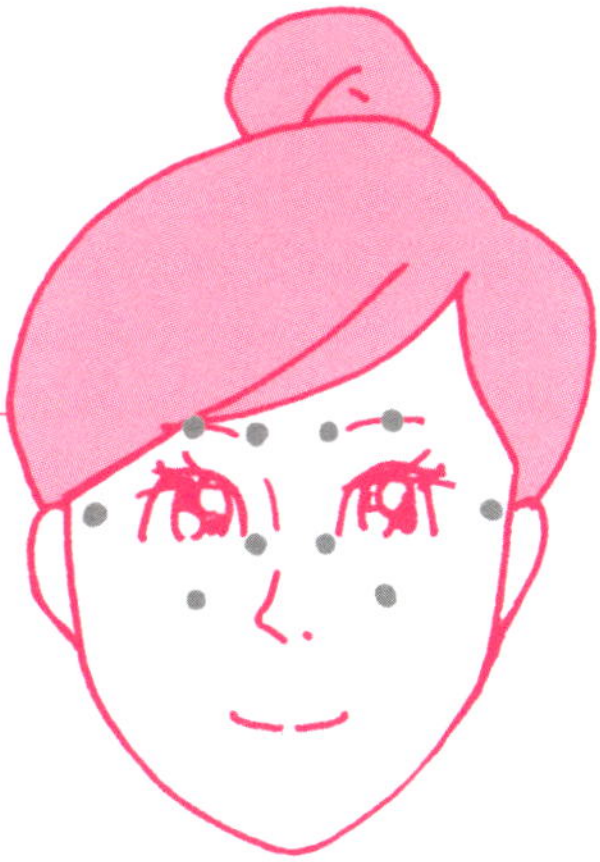

クマとたるみを改善して、
目が大きくなる！
マッサージ

小鳥をなでるような優しい力で行います。必ずオイルかクリームをつけてから。

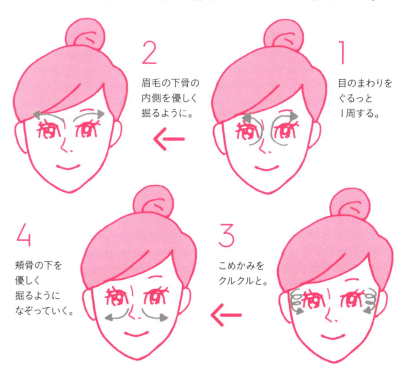

1

目のまわりをぐるっと1周する。

2

眉毛の下骨の内側を優しく掘るように。

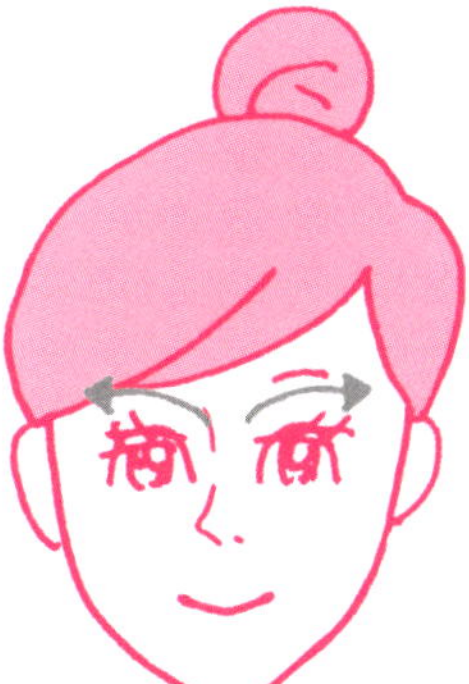

3

こめかみをクルクルと。

4

頬骨の下を優しく掘るようになぞっていく。

たるみにサヨナラ！ 目のまわりの筋トレ

必ずオイルかクリームを目のまわりにのばしてから行います。トータルで10回。

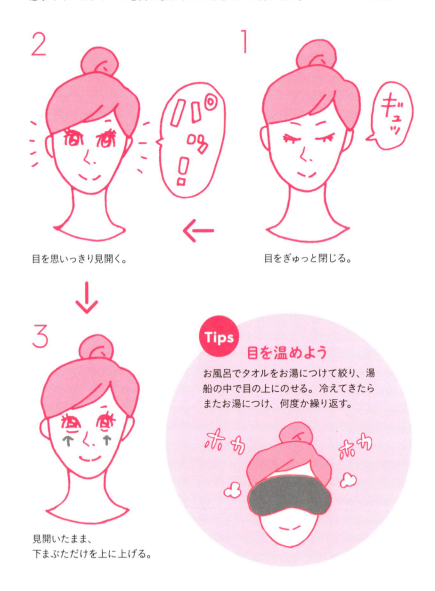

1

目をぎゅっと閉じる。

2

目を思いっきり見開く。

3

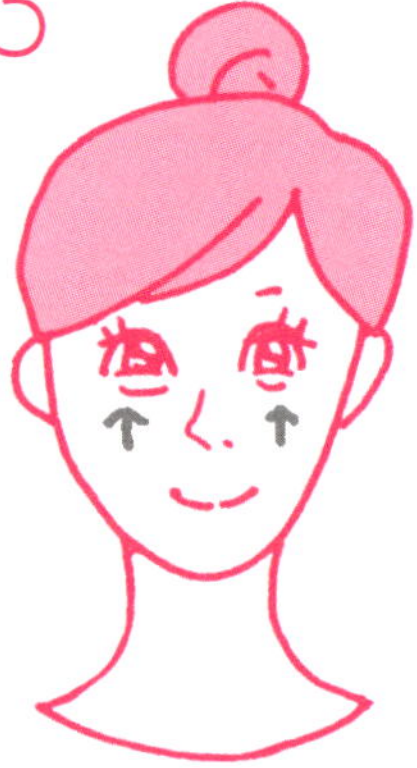

見開いたまま、
下まぶただけを上に上げる。

Tips

目を温めよう

お風呂でタオルをお湯につけて絞り、湯船の中で目の上にのせる。冷えてきたらまたお湯につけ、何度か繰り返す。

老眼&視力改善トレーニング その1

1〜8を1分ほど繰り返す。

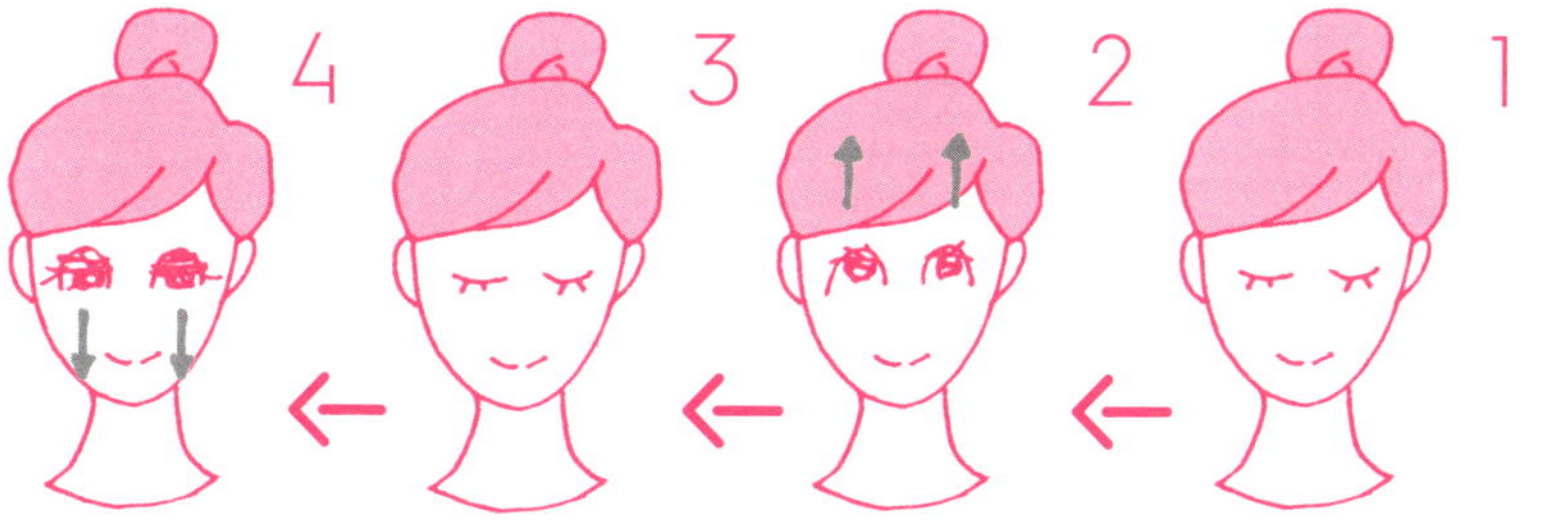

目を閉じる。

目をあけて
目だけで上を見る。

目を閉じる。

目をあけて
目だけで下を見る。

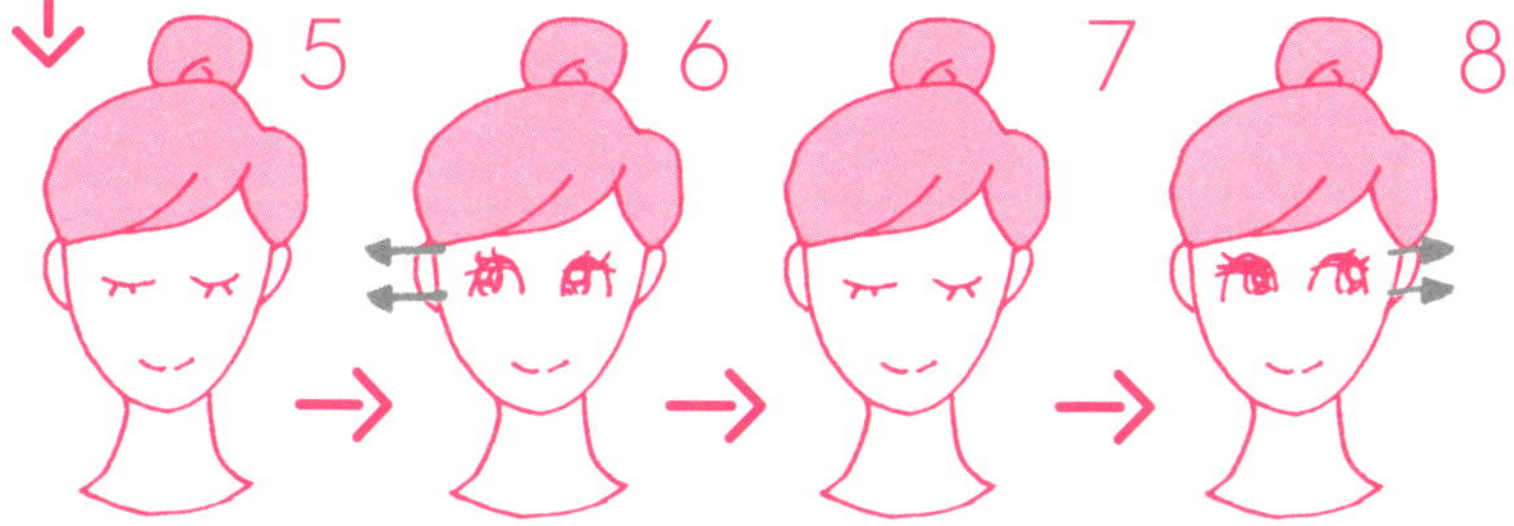

目を閉じる。

目をあけて
目だけで右を見る。

目を閉じる。

目をあけて
目だけで左を見る。

その2

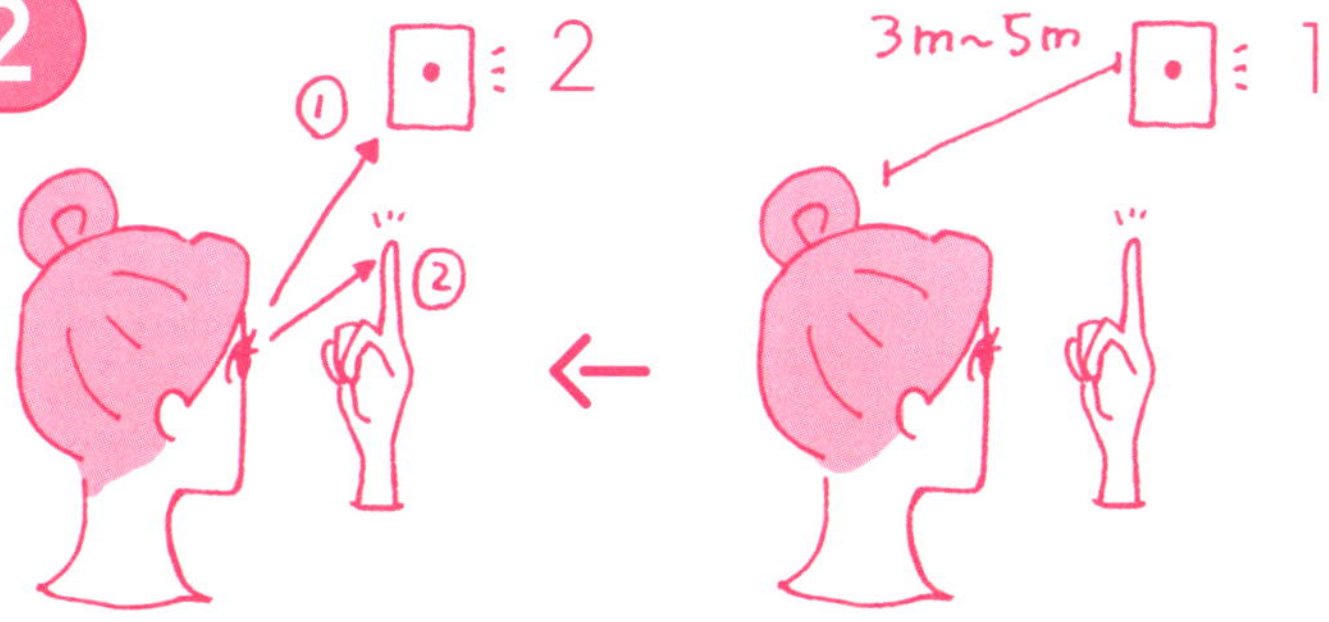

3m〜5m離れた場所に目印を1つ見つける。目の前に人さし指を立てる。

離れたところの目印と人さし指を並べ、交互に見る。30秒を3セット。

やってはいけない、目に悪い習慣

●目の休憩をとろう！

目の使いすぎによる眼精疲労を避けるため、できれば1時間半のＰＣ作業のうち、5分は休憩を挟み、遠くを見ること。

●明るさ、調節！

ＰＣやスマホの画面、明るすぎていませんか？明るすぎると目が疲れやすく、さらにブルーライトも多くなるので、調節しましょう。できれば画面にブルーライトカットフィルムを貼ること。

●上目使いをしない

まぶたの裏にあるまぶたを開く筋肉「ミューラー筋」はとても薄い筋肉なので一度伸びてしまうと鍛えることがなかなか難しい筋肉。ここが伸びると上まぶたがたるんでしまいます。上を見る時が一番ミューラー筋が緊張して疲れるので、上目使いはほどほどにし、ＰＣのモニ

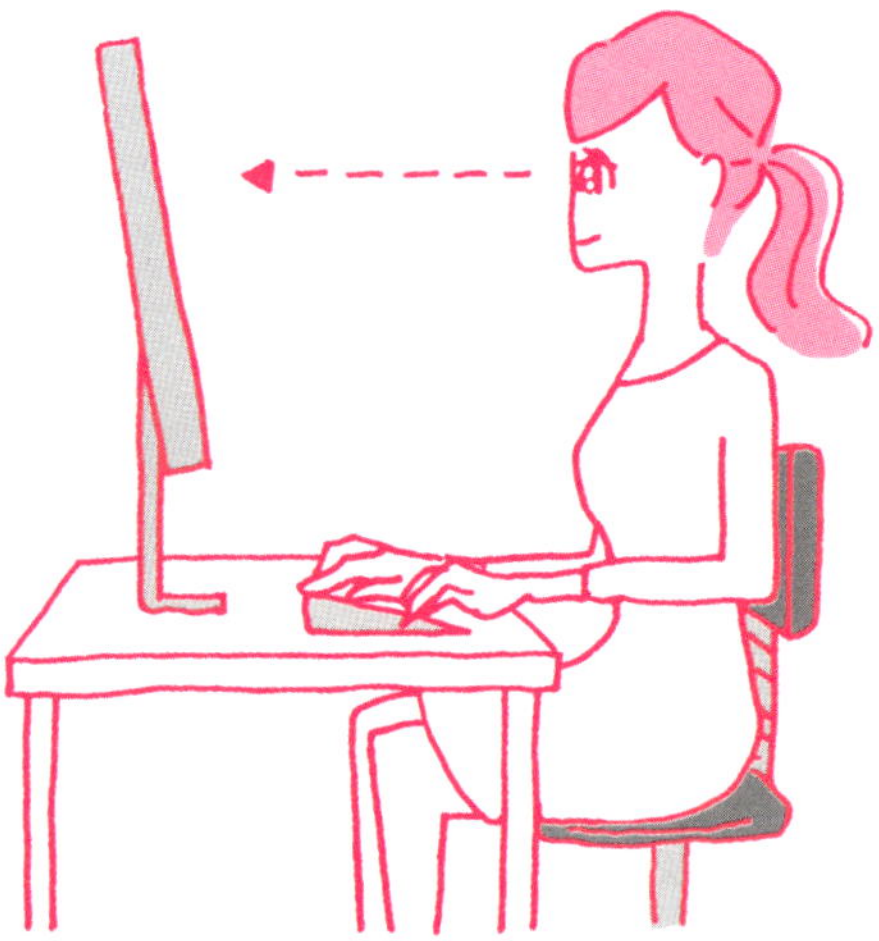

ターの位置が上すぎないようにします。

●メイク落としの時などに、目をゴシゴシこすらない

目の周辺の皮膚は他の皮膚の４分の１の薄さ。デリケートなのでこすらないこと。ミューラー筋もこすられると一番傷みます。コンタクトレンズもできたら下まぶたを引っ張って取り外しましょう。マスカラは落とすのが楽なフイルムタイプのものを！

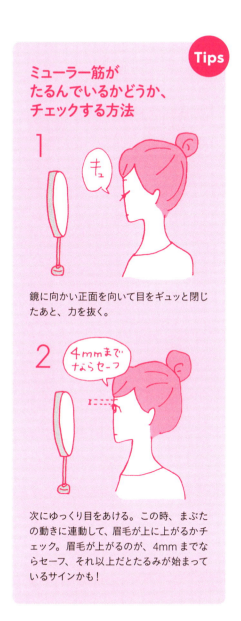

Tips

ミューラー筋がたるんでいるかどうか、チェックする方法

1

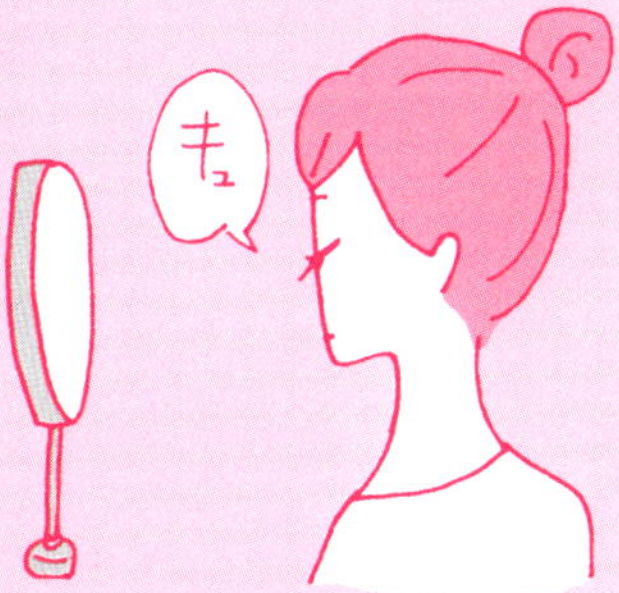

鏡に向かい正面を向いて目をギュッと閉じたあと、力を抜く。

2

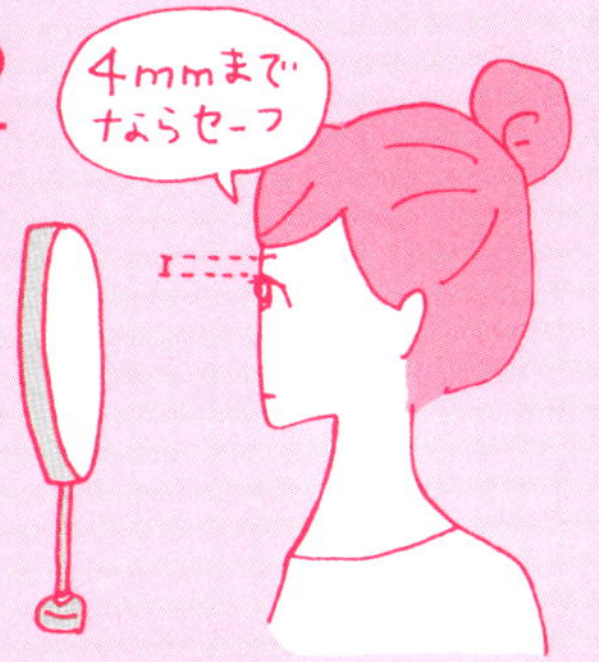

次にゆっくり目をあける。この時、まぶたの動きに連動して、眉毛が上に上がるかチェック。眉毛が上がるのが、4mmまでならセーフ、それ以上だとたるみが始まっているサインかも！

その3 口元とフェイスライン

年齢が上がって見える理由の1つに、口のまわりと、フェイスラインのたるみやもたつきがあると思います。年齢を重ねたのだから仕方がないと思っている方もいるかもしれませんが、**実はここは一番筋トレでどうにかなりやすい箇所です**。

顔には細かい57の筋肉があるので表情豊かに話せますが、普段の生活で使っているのはせいぜい30％程度。使わない筋肉は加齢とともに衰えていってしまいます。でも**顔の筋肉も体と同じように、加齢で衰えて減る筋肉量以上に鍛えてあげれば、たるみに打ち勝つことができます**。

特に口のまわりの筋肉の口輪筋は、他のたくさんの表情筋とつながっており、連動して動いているので口輪筋が衰えると他も衰えてきます。逆に口輪筋を鍛えておけば顔全体が鍛えられるのです。また顎舌骨筋などの舌骨筋群は舌を出す時に使われる筋肉ですが、ここが衰えると二重あごになったり、フェイスラインがもたついてきます。この2か所を重点的に鍛えれば、顔のたるみがなく、すっきりフェイスでいられますよ！

口のまわりから顔全体のたるみを取るエクササイズ

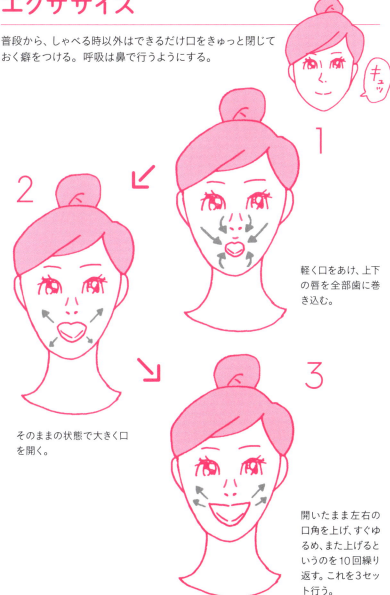

普段から、しゃべる時以外はできるだけ口をきゅっと閉じておく癖をつける。呼吸は鼻で行うようにする。

1

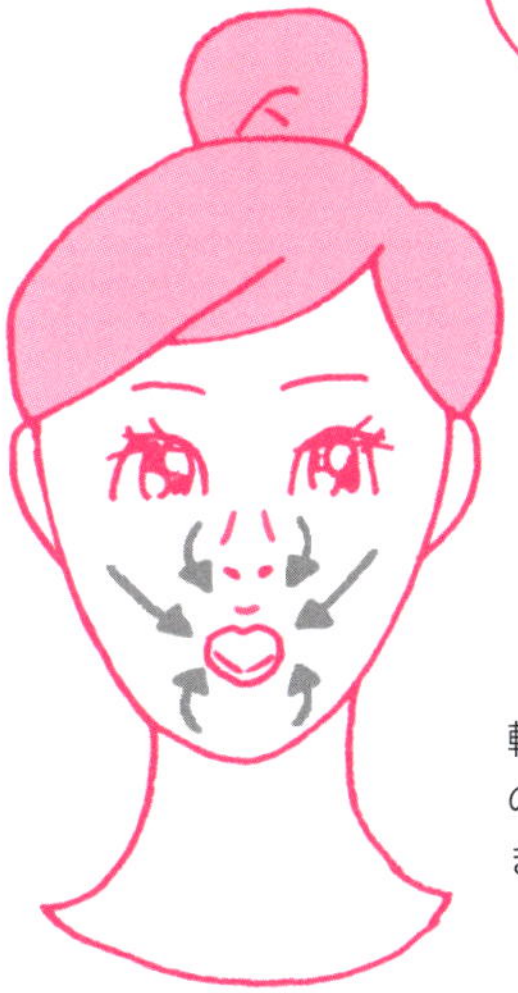

軽く口をあけ、上下の唇を全部歯に巻き込む。

2

そのままの状態で大きく口を開く。

3

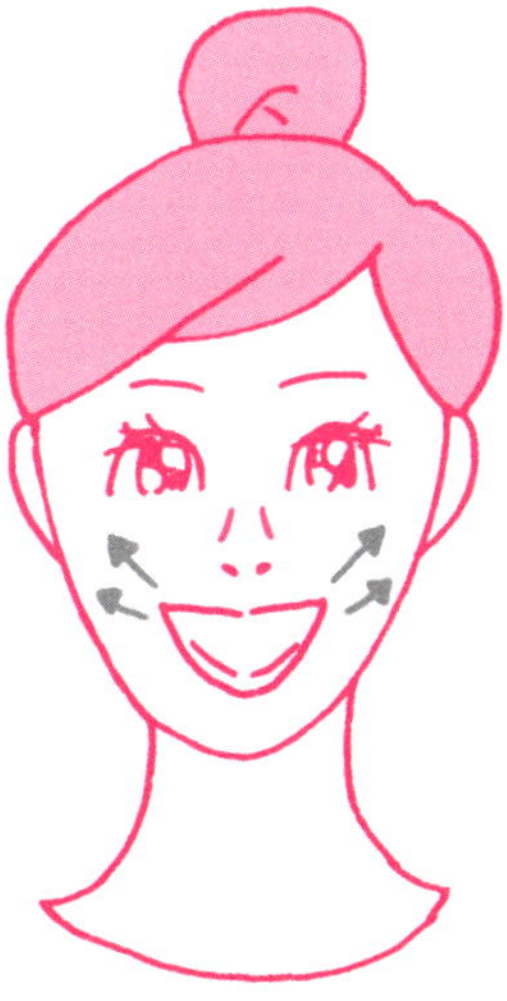

開いたまま左右の口角を上げ、すぐゆるめ、また上げるというのを10回繰り返す。これを3セット行う。

たるんだフェイスラインをすっきりさせるエクササイズ

その1

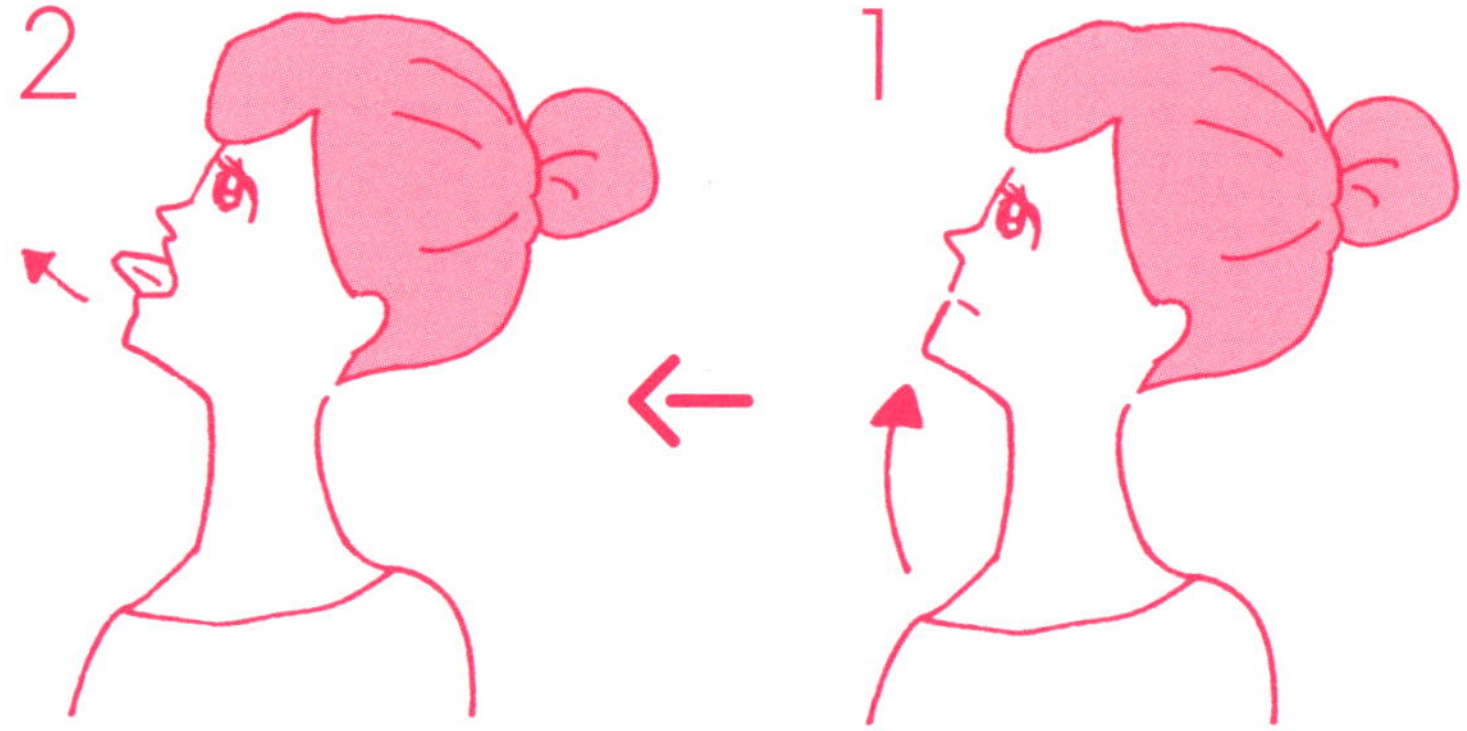

1 前の首筋を伸ばすように、ゆっくりと上を向く。

2 舌を上にできるだけ突き出す。
5秒キープ× 10セット行う。

その2

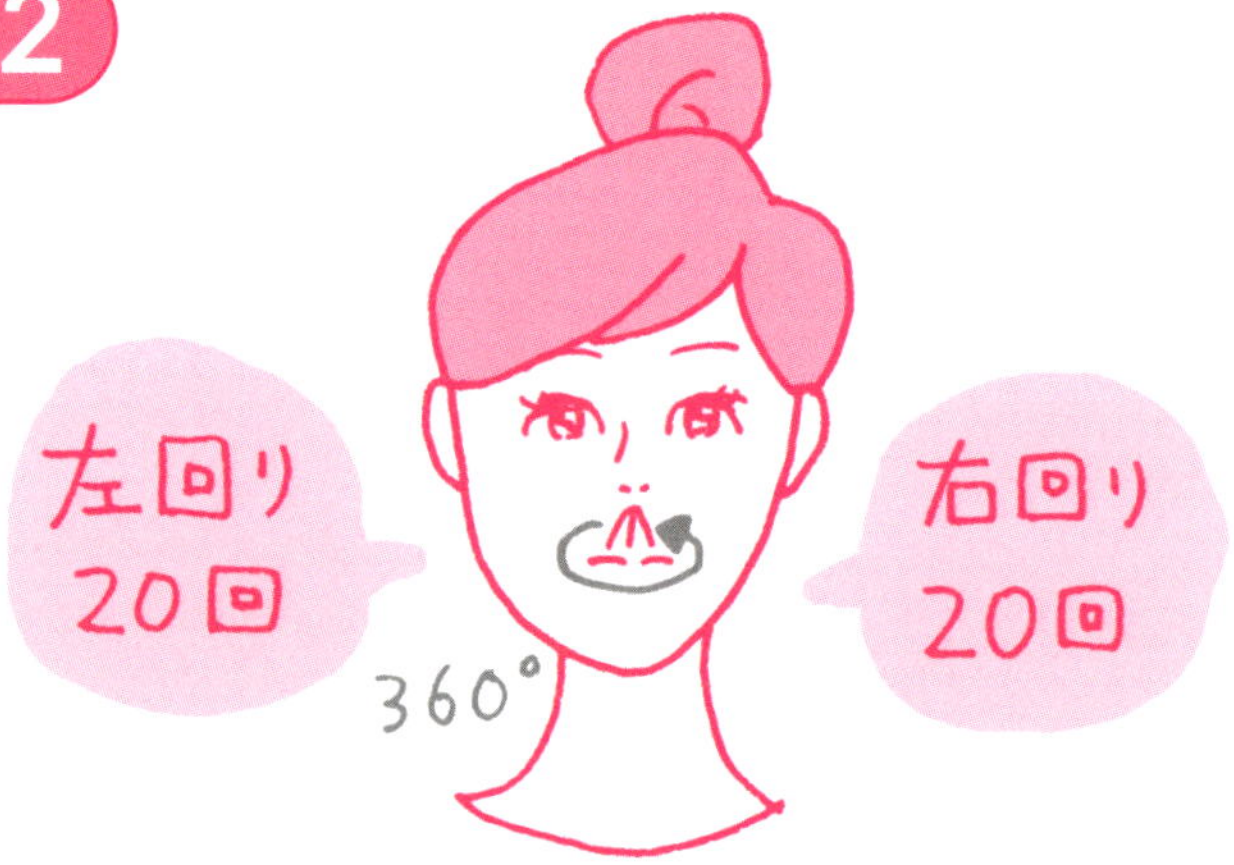

1 口を閉じたまま、口の中で上下の歯茎の外側をなめるように、舌をゆっくり360度回す。

2 右回り20回、左回り20回行う。

その4 声

究極のところ、声って一番ごまかせないと思いませんか？　どんなに肌がきれいでも、スタイルが良くても、背筋が伸びて身のこなしが美しくても、声が低くかれてガラガラでは、台なしな気がします。

反対に声にハリがあって澄んでいると、見た目が少々老けていても、なんだか若々しくイキイキして見えます。

実は加齢によって、声も老けるのです。ガーン！　ですよね。

声は、肺から出した空気が、声帯を通過する時に出ますが、声帯筋という2枚に分かれたひだを、空気で

声帯の構造

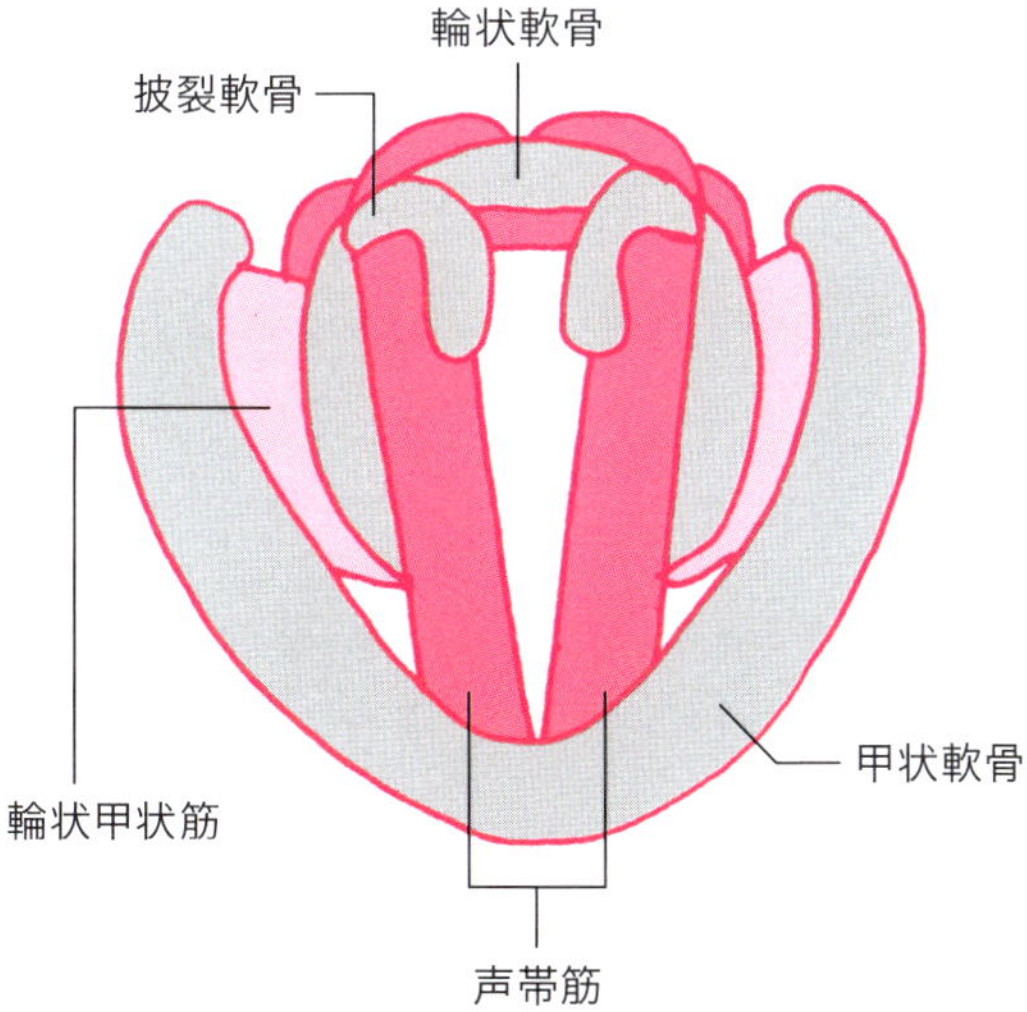

震わせて音を出しているのです。その際、声帯をピンと張ると高い声、ゆるませると低い声が出ます。

加齢とともに女性の声が低くなったり、しわがれてしまう原因は何でしょうか？

まずは女性ホルモンの減少があります。**女性ホルモンが減少すると声帯が男性のように太くなる傾向にあるのです**。逆に男性の場合は男性ホルモンが減少すると声帯がやせて少し高くなる方もいます。

もう1つは加齢によって、声帯筋を覆っている粘膜にヒアルロン酸が減少すること。声帯は筋肉というよりは粘膜なので、声帯の粘膜が乾燥して荒れると、声がガサついてきます。

そして、声帯を動かしている筋肉が、加齢とともに衰えてたるむこと。声帯をピンと張ると高い声が、ゆるませると低い声が出るわけなので、たるめば低くなるのは当たり前です。特に「輪状甲状筋」という筋肉が高音を出すのに重要です。

これが年齢とともに声が老けるメカニズム。ホルモンの問題もあるので、多少低くなるのは仕方がないですが、**声もまたアンチエイジングすることができます！**

次のページに、老け声を予防するために、気をつけたほうがいいことをまとめましたので、生活に取り入れてみてください。

声のアンチエイジング大作戦

喉を保湿する

普段から口呼吸せず鼻呼吸を心がけます。室内が乾燥している時は加湿器を使い、水分をよく摂るようにしましょう。

カラオケなどで声を出す

声帯は筋肉なので、声を出していれば筋トレになります。できるだけ腹式呼吸を心がけて歌ってください。乾燥しているところで歌わず、水分補給しながら歌うこと。それから冷たいものやアルコール、カフェイン飲料、炭酸飲料、甘い飲み物、喉の油を取るウーロン茶を飲みながら歌わないこと。歌いすぎは逆効果なので注意してくださいね。

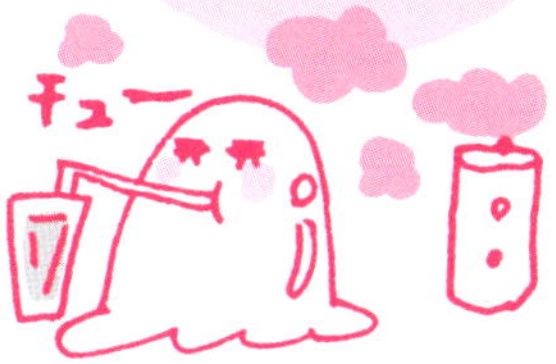

上を向いて、裏声で歌う

裏声を出すと、高音域を出す時に活躍している「輪状甲状筋」を鍛えることができます。この時、喉に力が入らないように顔を上に向けて声を出すようにします。「あーあー」とか「ほーほー」と裏声で声を出すだけでもいいですが、例えば「もののけ姫」など裏声で歌うような歌を、上を向いて歌ってみると良いと思います。

刺激物を摂りすぎない

スパイスや香辛料、カフェイン、タバコなどの刺激物は声帯の炎症を引き起こしやすくなることがあります。

粘膜に良い食べ物を食べる

声帯は粘膜で覆われているので、粘膜を丈夫にすることは大事。ムチン、ビタミンA、B_2、B_6、C、亜鉛が重要です。山芋などのネバネバ系、ウナギや緑黄色野菜、酒粕、納豆、イチゴ、牡蠣などを食べるようにしましょう。

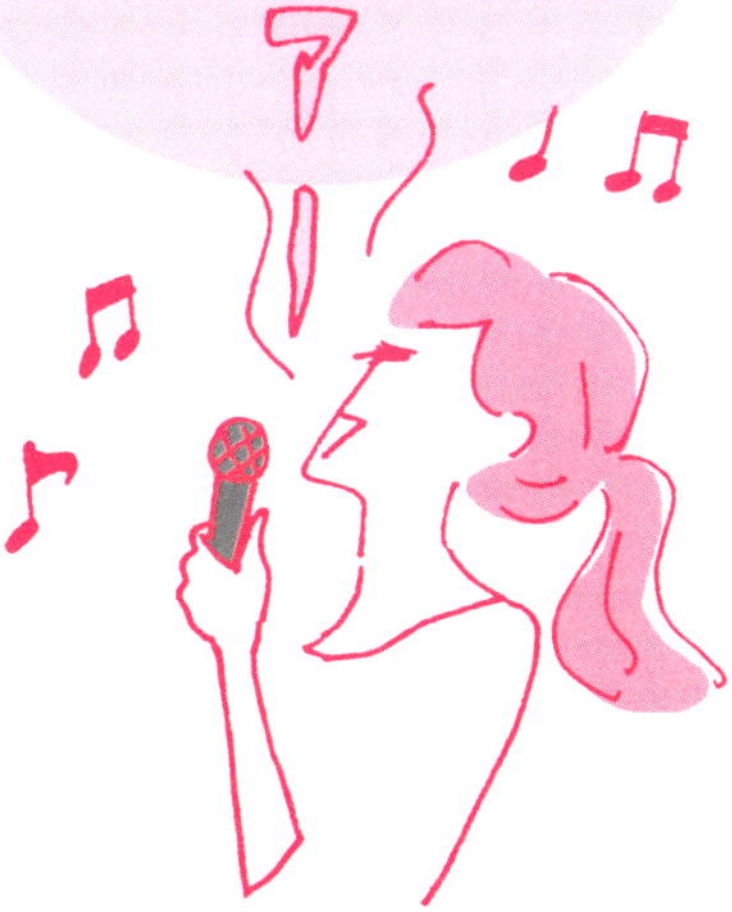

その5 歯と歯茎

歯というのは、一度しか生え替わりません。しかも10代前半くらいに全部生え替わったあとは、長生きな人なら80年くらい、その歯で一生行けというわけです。神様、うかがいますが、少々無茶じゃないですか？

お肌も臓器も骨も新陳代謝します。しかし歯は脱灰と再石灰化はあるものの、新陳代謝はなく、永久歯になったらずっとそのまま。サメは2、3日ごとに生え替わり一生に2万本も歯を新しくするんですから、その差はすごいものがあります（笑）。

ただ、文句を言っていても仕方ありませんので、**授かったこの歯をできるだけ大切に長く使うしか道はありません**。歯がなくなると、見た目だけの問題ではなく食べ物をちゃんと噛めな

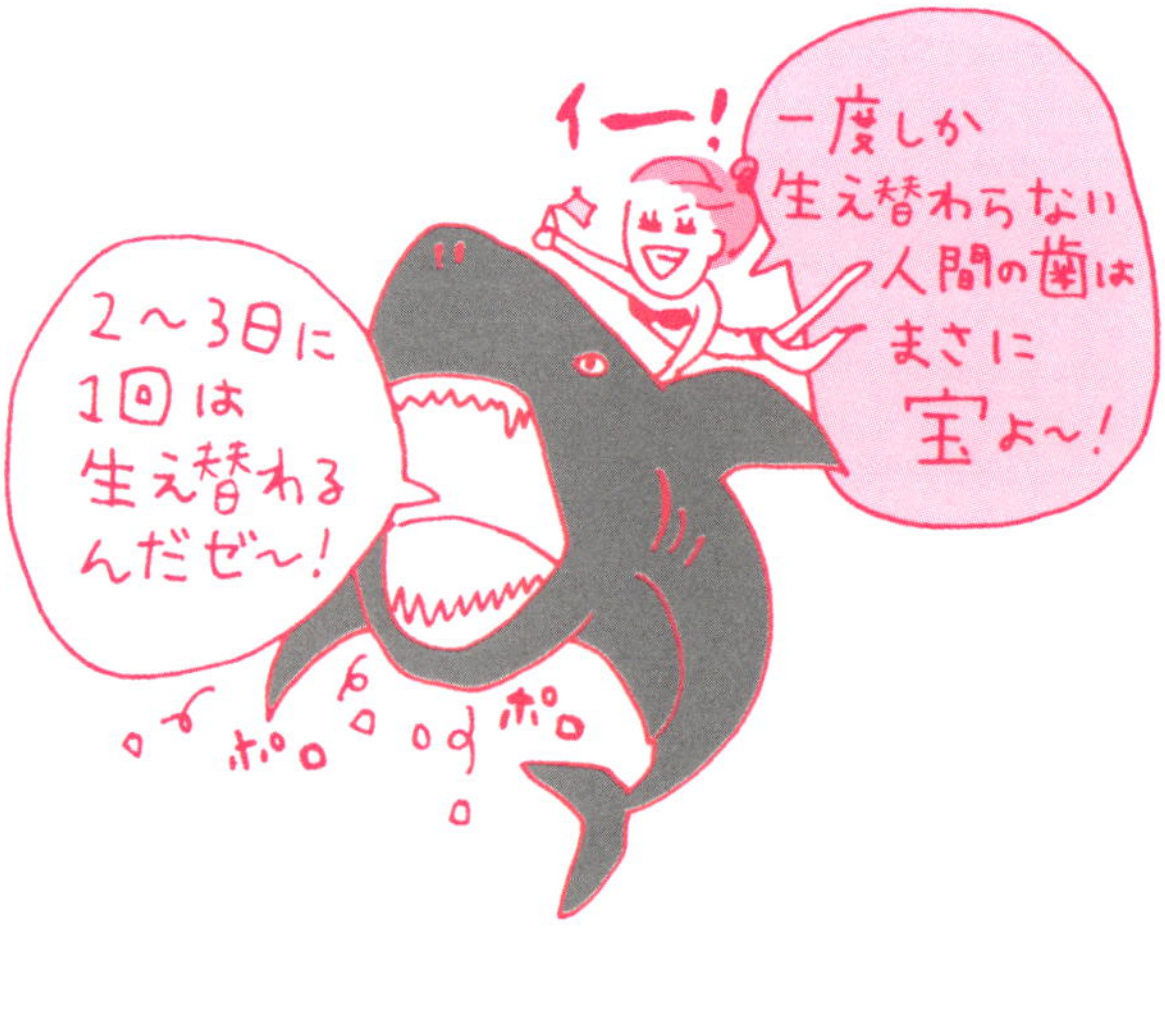

イー！
一度しか生え替わらない人間の歯はまさに宝よ～！
2～3日に1回は生え替わるんだぜ～！
ポロ
ポロ

いので、大きいサイズのまま胃に行ってしまい体に負担をかけます。また、噛まないので顔の筋肉もたるみやすく、頬がこけて口元もしわっぽくなり、発音も不明瞭になり、認知症にもなりやすくなります。ひえ〜！

歯を失う原因の約4割は歯周病で約3割が虫歯です。虫歯は早いほど治療が楽ですが、ほうっておくとひどく痛み、神経が勝手に死んでしまう場合があります。虫歯菌があごの骨を溶かしてしまうこともあります。治療で神経を取った歯は弱いので、ダメージも受けやすくなります。加齢とともに虫歯の進行はだんだんと遅くなりますが、歯周病は逆に進行し、程度の差はあれど、なんと成人の8割の方が歯周病になっているそうです。歯周病は細菌によって歯肉に炎症を起こし、やがては歯を支えている骨を溶かして歯が抜けてしまう病気ですが、歯周病の初期はほとんど症状がありませんので、気がついた時には重症化していることも多々あります。骨が溶けてしまうと、インプラントも難しくなります。歯周病菌は冠状動脈性心疾患や糖尿病、誤嚥性肺炎のリスクも上げるなど体の健康にも関わることもわかってきています。

こう知っていくと、つくづくサメがうらやましくもなりますが、一度しか生え替わらない貴重なお宝である歯を、ぜひ大切にしていきたいと思います!!

歯を守る大作戦

1 歯磨きの方法

歯ブラシの硬さは、すぐ出血しやすいという人以外は「ふつう」がいいと思います。柔らかすぎるとちゃんと磨けず、硬すぎると歯を傷つけることもあります。できたら毛先はギザギザじゃなく真っすぐなほうが力が均等にかかります。そして絶対に力を強く入れないこと。歯磨きペーストは使うならジェルタイプであまり泡立たないものを選んでください。泡立つと歯が見えないし、磨けていなくても磨けたような気になってしまいます。

虫歯になりやすく歯垢が溜まりやすいのは、歯と歯の間、歯と歯茎の間、奥歯です。ここを注意しつつ図の要領で力を抜きつつ1本ずつ磨きます。

食後すぐは口の中が酸性になっているので、歯が傷つきやすく、食後30分くらいたってから磨いたほうがいいです。だらだら磨かず、鏡を見ながら的確にすべてを磨いたら終了すること。

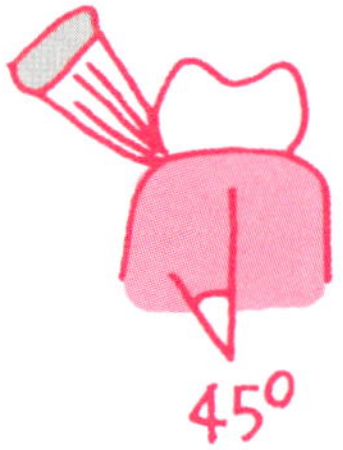

歯ブラシは斜め 45 度にあてる。

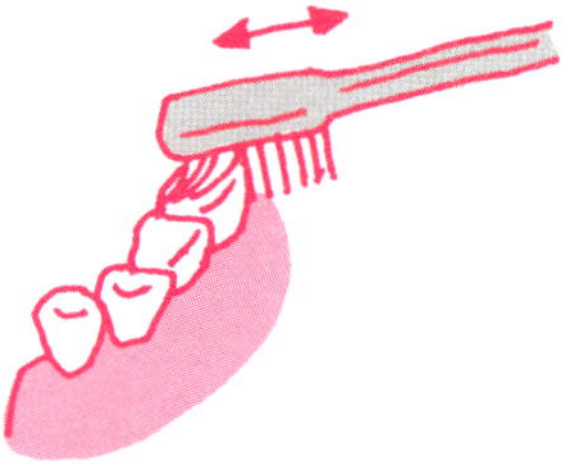

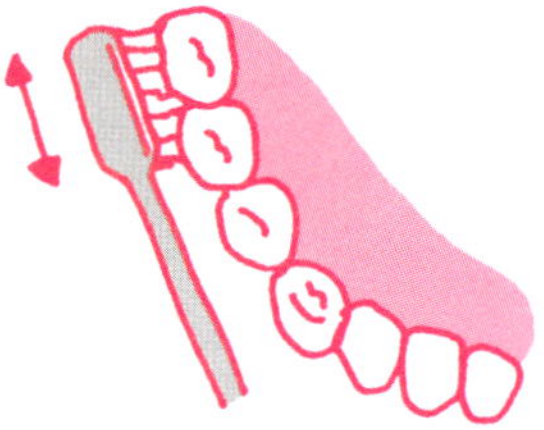

歯と歯の間、歯と歯茎の間に毛をあてて小刻みに揺らす。

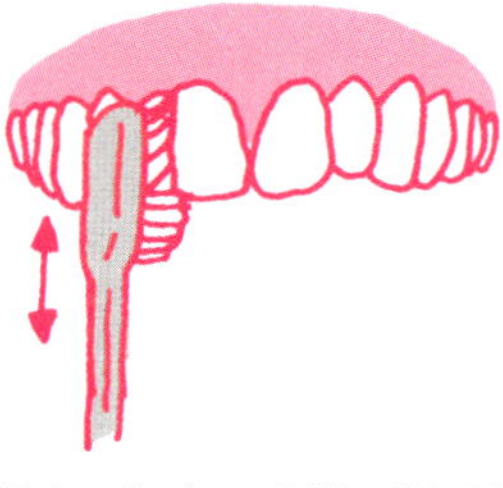

前歯は歯ブラシを縦に使うと間に入れやすい。

2 必ず歯間ブラシかフロスを使うこと！

歯垢とは唾液がつくる透明な膜に細菌がついて、食べ物に含まれる糖質をエサに増殖してできたネバネバのこと。歯垢は唾液中のミネラルと結びついてたった2日で歯石になります。歯石になると自分ではなかなか取り除けないので、歯垢のうちに除去したいですね！

歯ブラシだけでは約60％までしか歯垢を除去できませんが、歯ブラシ＋歯間ブラシだとなんと約95％も除去できます。ただし、歯を削ったり、歯茎を傷つけないよう注意して、必ず自分の歯間のサイズに合わせたものをチョイスしてください。歯間がそんなに開いていない方はフロスのほうがいいと思います。

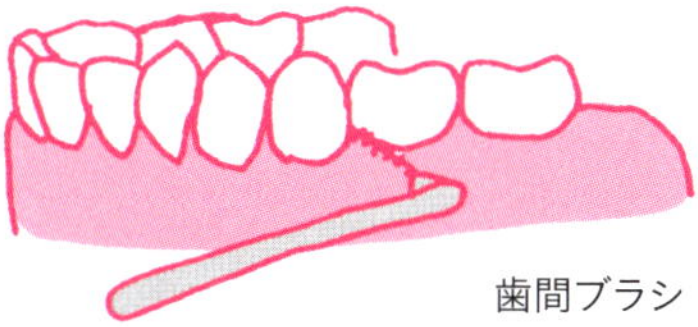
歯間ブラシ

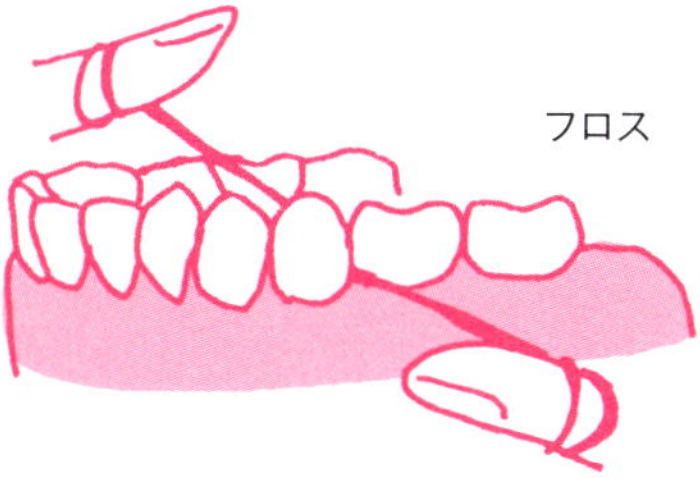
フロス

3 歯磨きジェルの選び方

口の中は粘膜吸収してしまいやすいので、必ずラウリル硫酸Naなどの合成界面活性剤を含まない安全性の高いものを選んでください。

私が注目しているのは細菌が作るバイオフィルムを破ることが話題になったペパーミントとシナモンの精油の組み合わせ。

それから歯周病菌にも虫歯菌にも抗菌性があるヒノキの蒸留水、そしてクマザサエキス、ココナッツオイル、キシリトールです。天然由来のアパタイトも歯の再石灰化を促すのでおすすめです。

その6 背骨周辺をやわらかに、なめらかに

背骨は上から頸椎7個、胸椎12個、腰椎5個でできています。背骨の上には頭蓋骨があり、下には大きな骨盤があります。**背骨には私たちの体幹を形作り、支え、姿勢を維持するという役割以外に「脊髄神経の入れ物」という超重要な役割があります**。脳が頭蓋骨で守られているように、脊髄は背骨に守られているのです。そして背骨のそれぞれの骨と骨の間の穴から神経の束が広がり、各内臓につながって脳からの指令を伝えています。

脊髄神経には3種類あり、**1つは痛みや熱さを感じる知覚神経、それから体を思い通りに動かす運動神経、さらに内臓など全身の機能をコントロールする自律神経の3つです**。背骨や骨盤にズレがあると、骨の間から出ている神経の働きが悪くなり、体の自然治癒力が落ちてしまいます。

骨の歪み自体を治すためには、月に1度程度カイロプラクティックの施術を受けていただくことをおすすめします。**ただ背骨周辺の筋肉の緊張をほぐし、柔らかにすることで、歪みが**

悪化することを防いだり、コリを緩和して血流を良くすることができますので、いくつか自宅でできるエクササイズをご紹介します。

背骨から出る自律神経の分布図

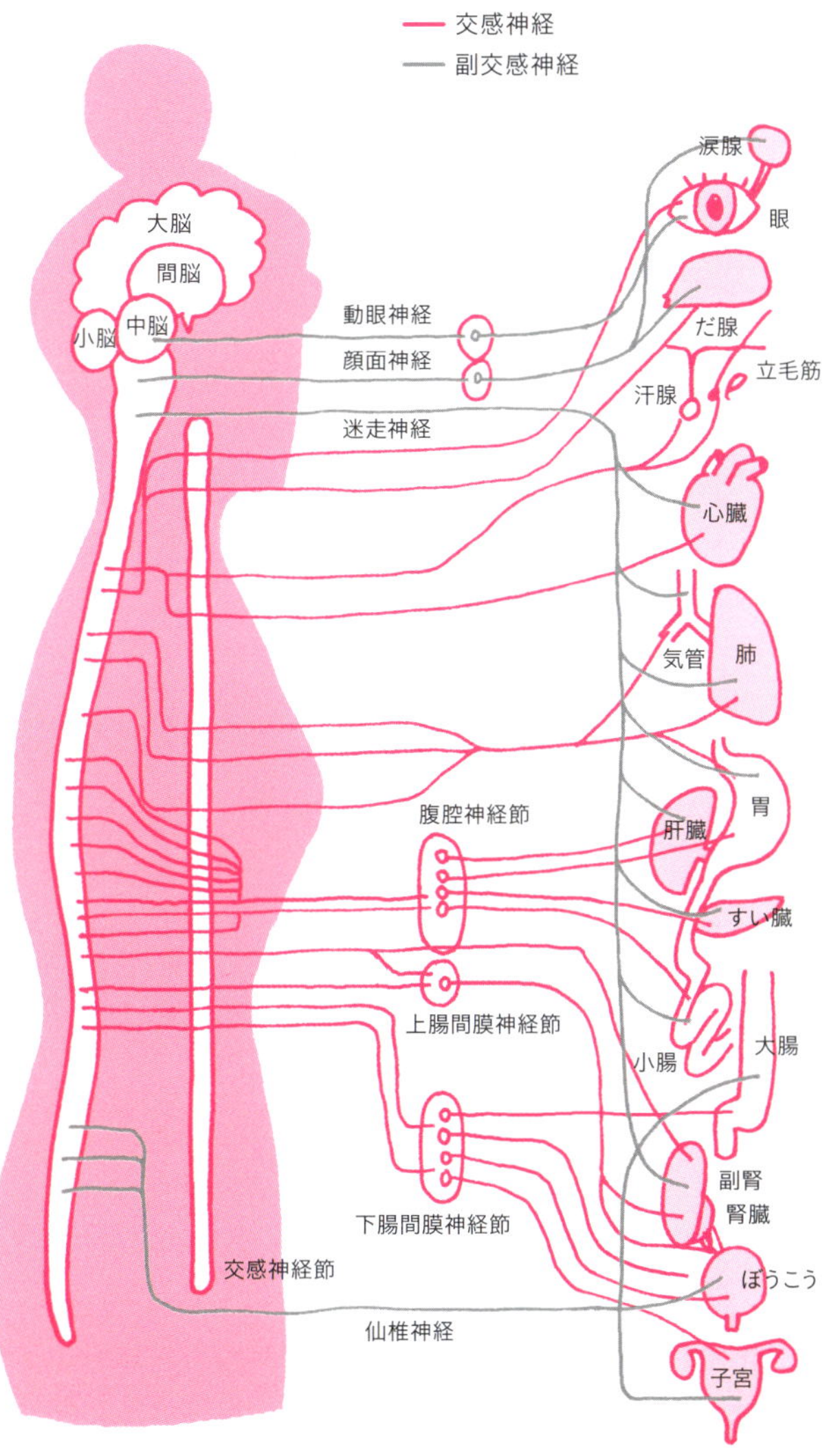

エクササイズ 1 PCやスマホ操作で疲れた首と頭をやわらかく

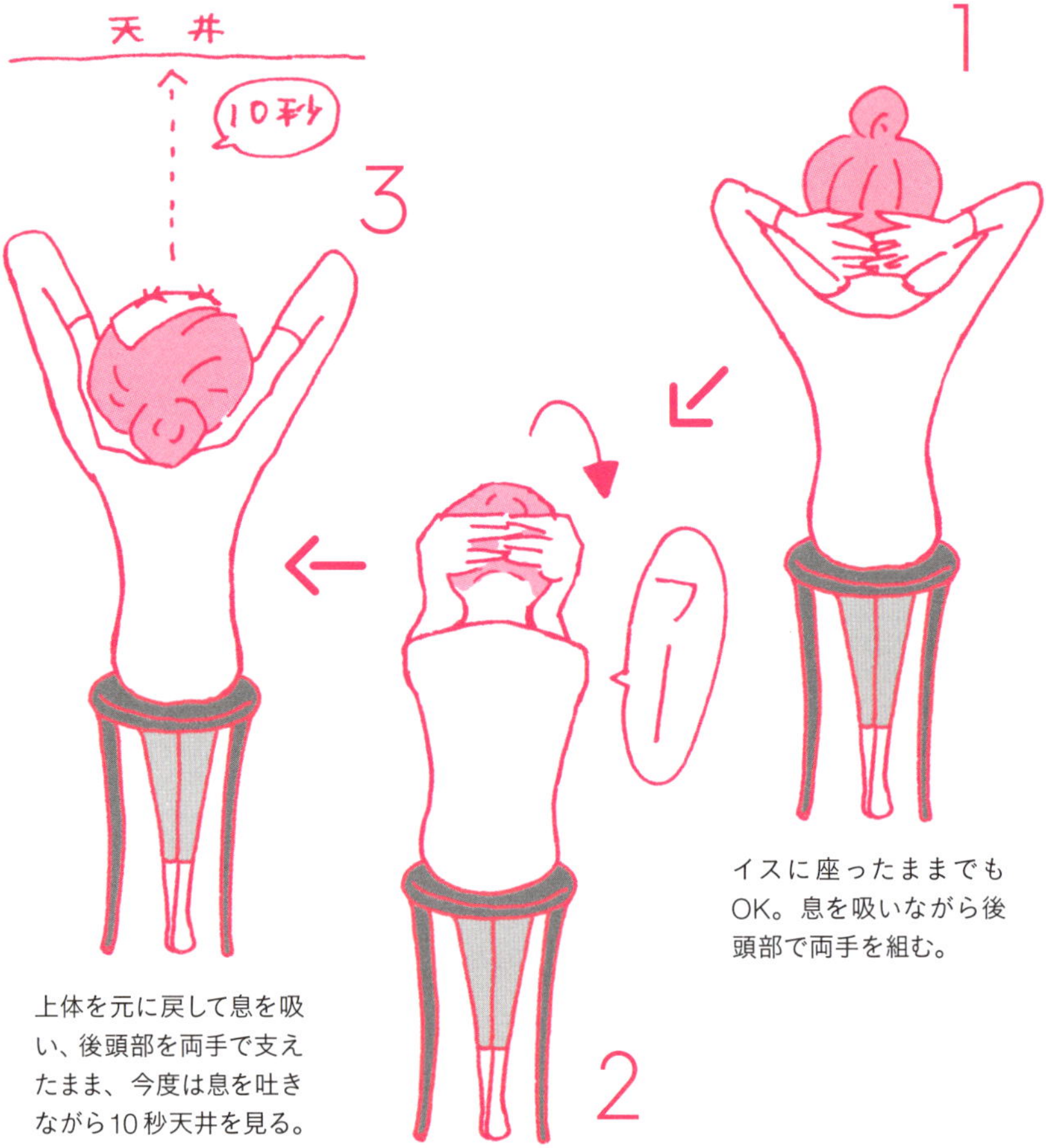

1 イスに座ったままでもOK。息を吸いながら後頭部で両手を組む。

2 両手で後ろから頭を押しながらあごを引き、息を吐きながら頭を前に倒す。首の後ろ側を伸ばし、10秒キープ。

3 上体を元に戻して息を吸い、後頭部を両手で支えたまま、今度は息を吐きながら10秒天井を見る。1～3を5セット行う。

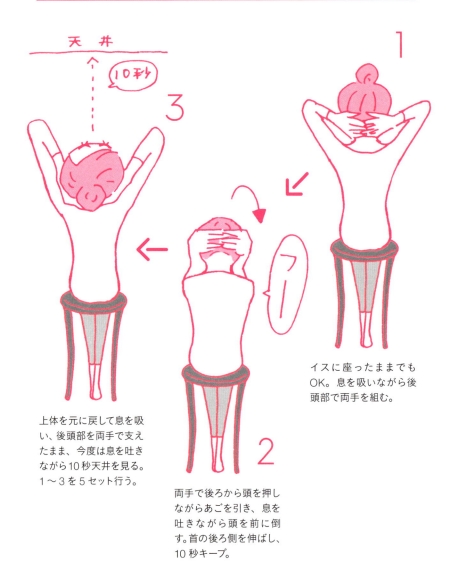

エクササイズ 2　胸郭を伸ばして、猫背改善ストレッチ

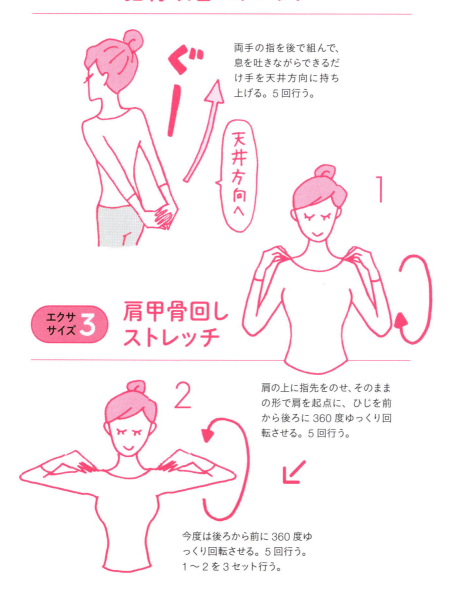

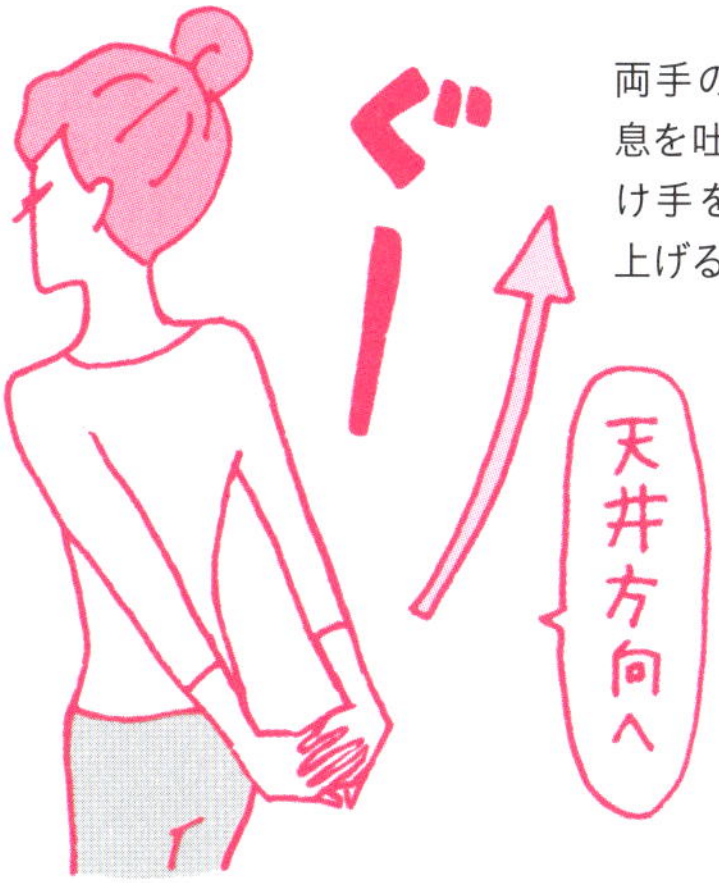

両手の指を後で組んで、息を吐きながらできるだけ手を天井方向に持ち上げる。5回行う。

エクササイズ 3　肩甲骨回しストレッチ

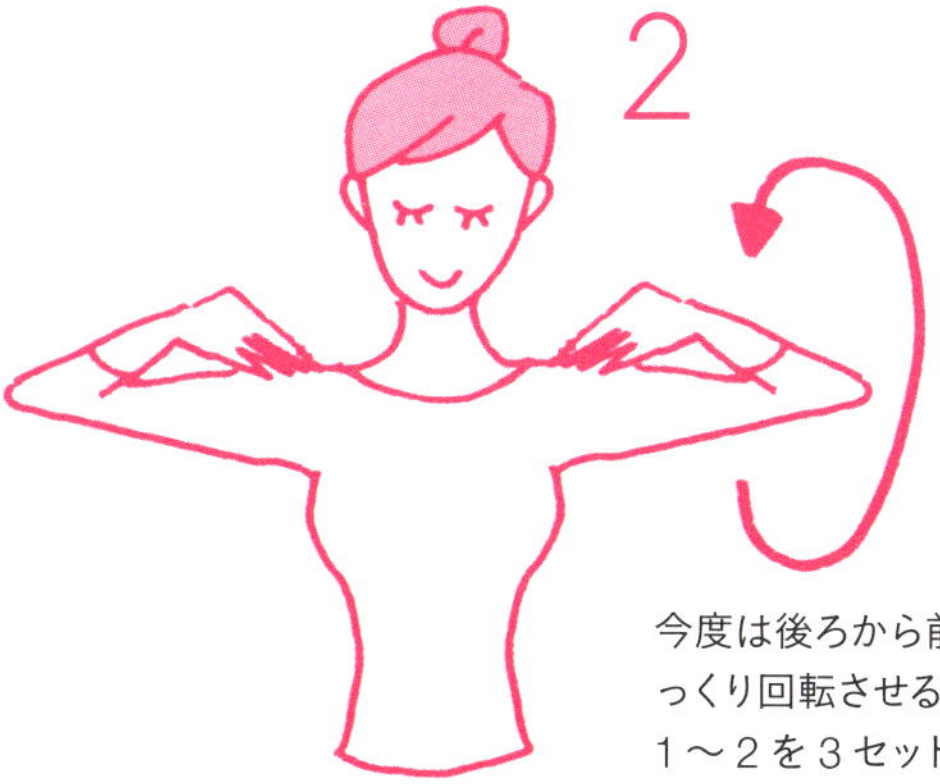

肩の上に指先をのせ、そのままの形で肩を起点に、ひじを前から後ろに360度ゆっくり回転させる。5回行う。

今度は後ろから前に360度ゆっくり回転させる。5回行う。
1～2を3セット行う。

エクササイズ4 首伸ばしストレッチ

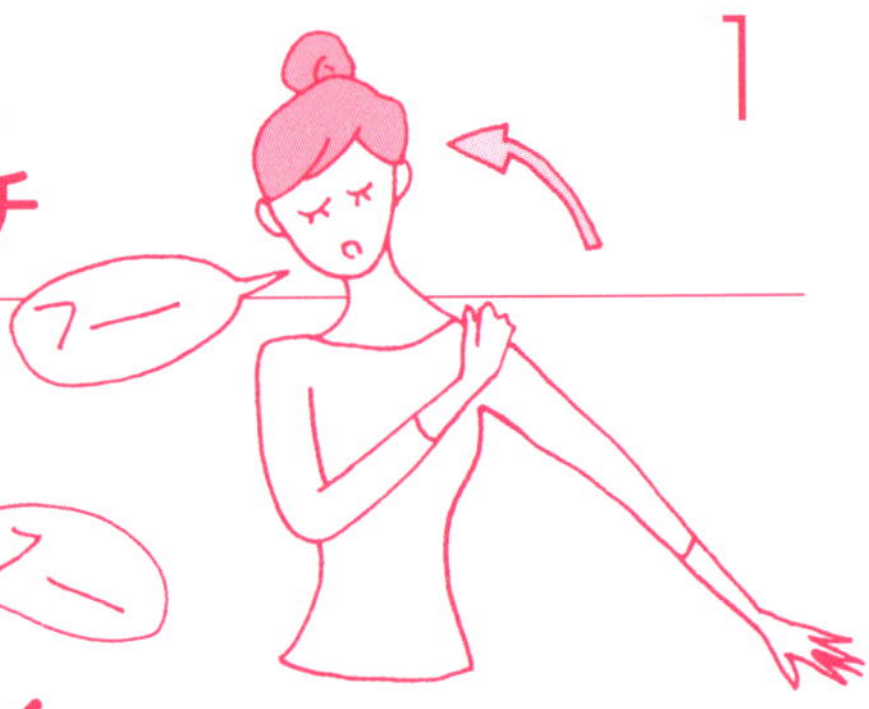

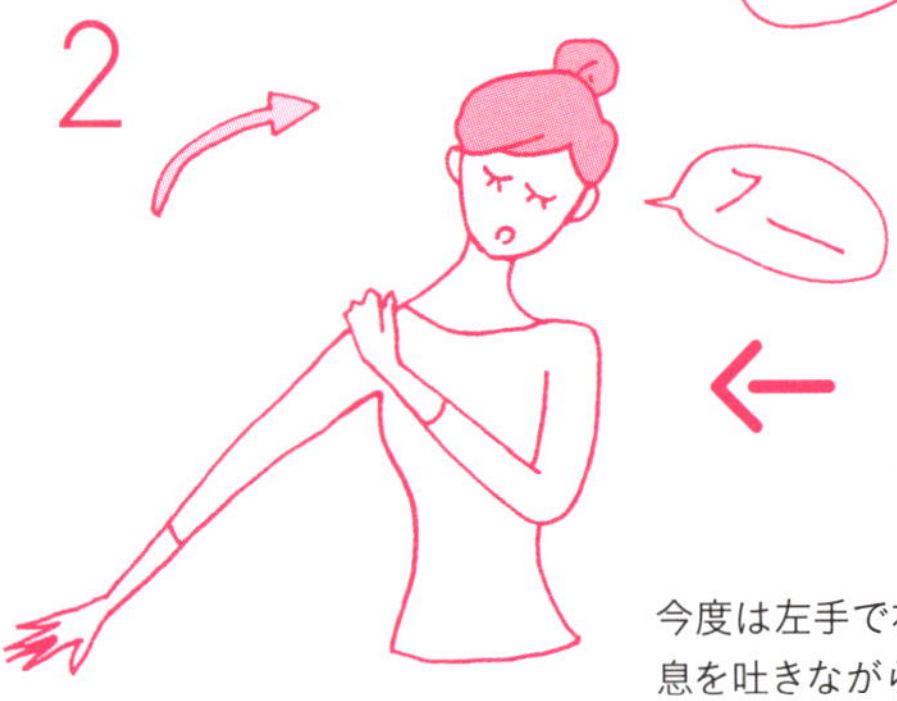

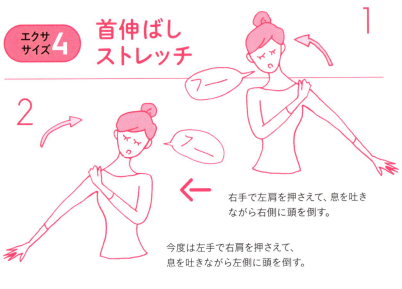

右手で左肩を押さえて、息を吐きながら右側に頭を倒す。

今度は左手で右肩を押さえて、息を吐きながら左側に頭を倒す。

エクササイズ5 腰を調整するストレッチ

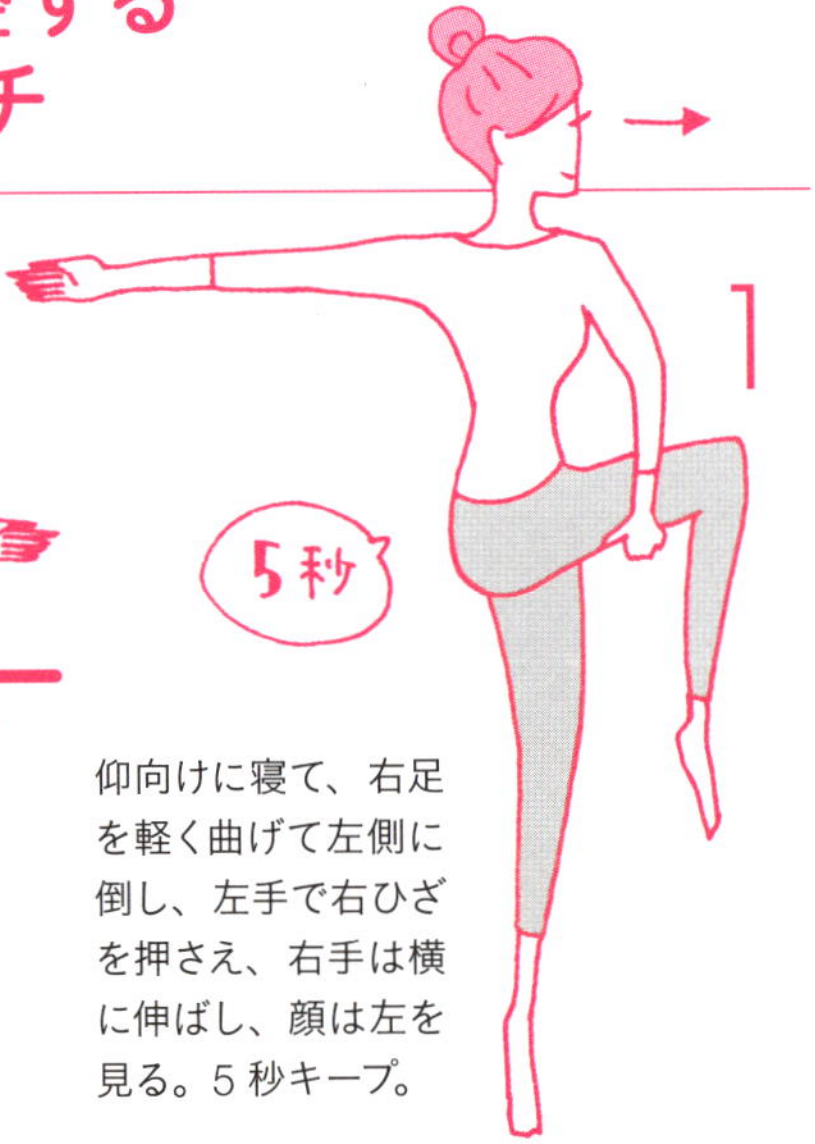

仰向けに寝て、右足を軽く曲げて左側に倒し、左手で右ひざを押さえ、右手は横に伸ばし、顔は左を見る。5 秒キープ。

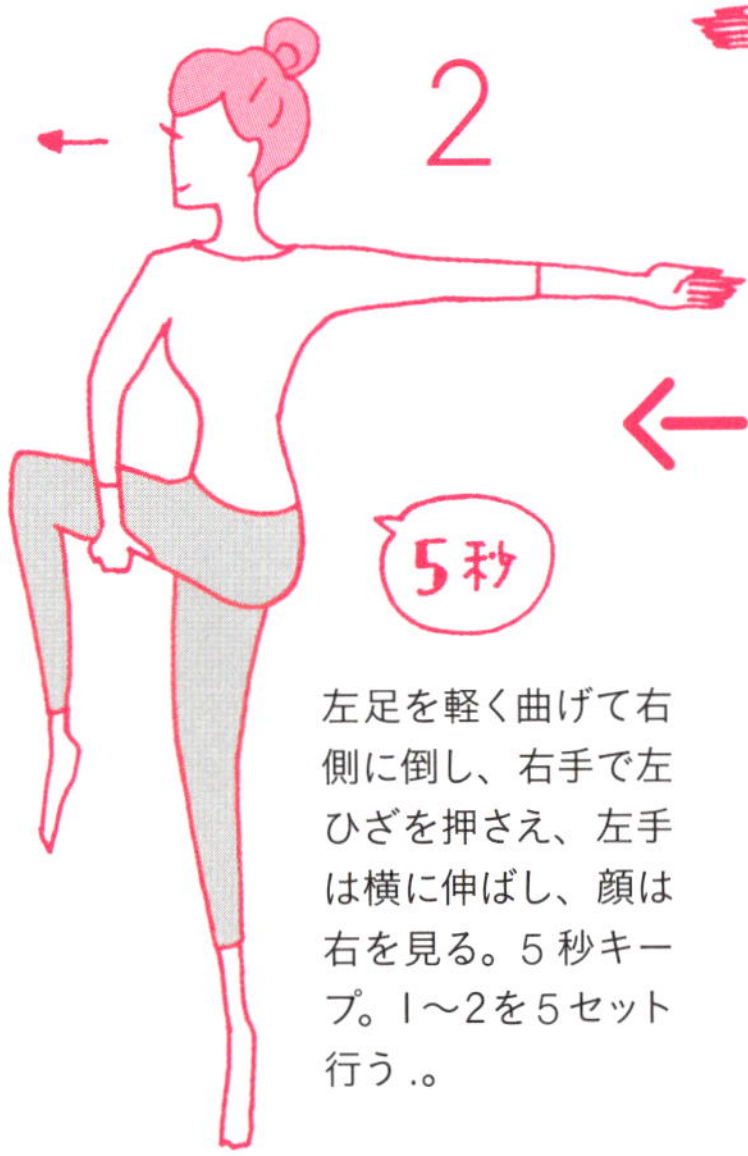

左足を軽く曲げて右側に倒し、右手で左ひざを押さえ、左手は横に伸ばし、顔は右を見る。5 秒キープ。1～2を5セット行う .。

エクササイズ 6 骨盤の位置を整え、骨盤底筋も鍛えるエクササイズ

1

仰向けに寝て、足は肩幅に開く。息を吸う。

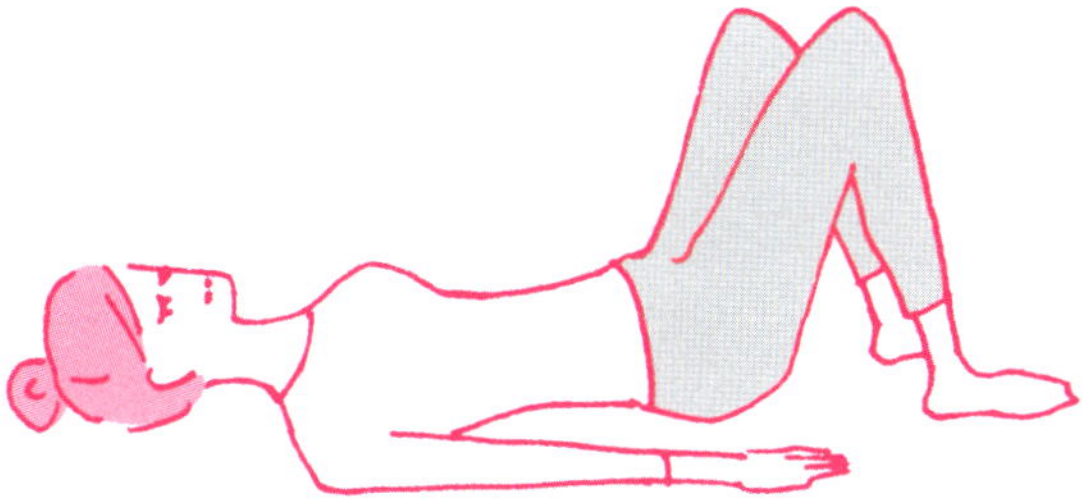

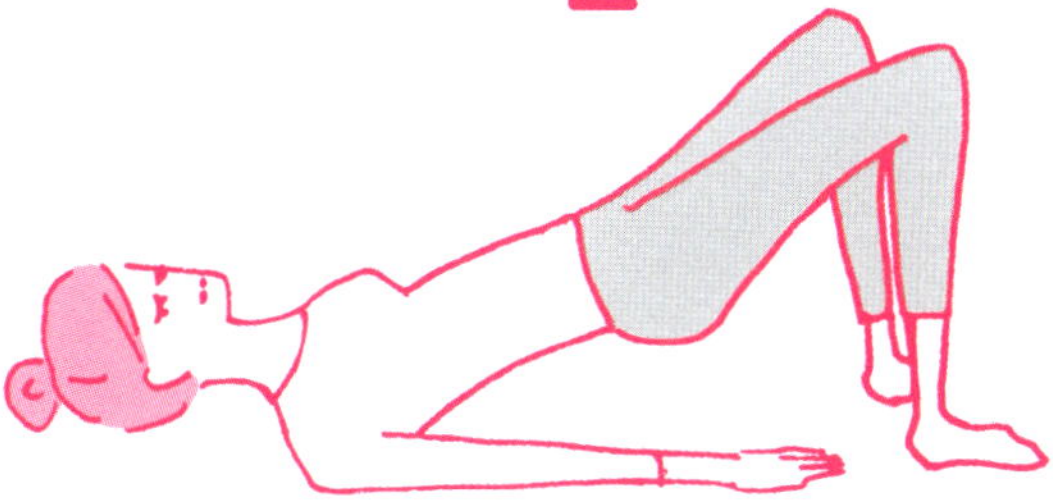

2

息を吐きながらお尻の力で骨盤を上に持ち上げる。

3

息を吸いながら骨盤をおろす。1〜3を5セット行う。

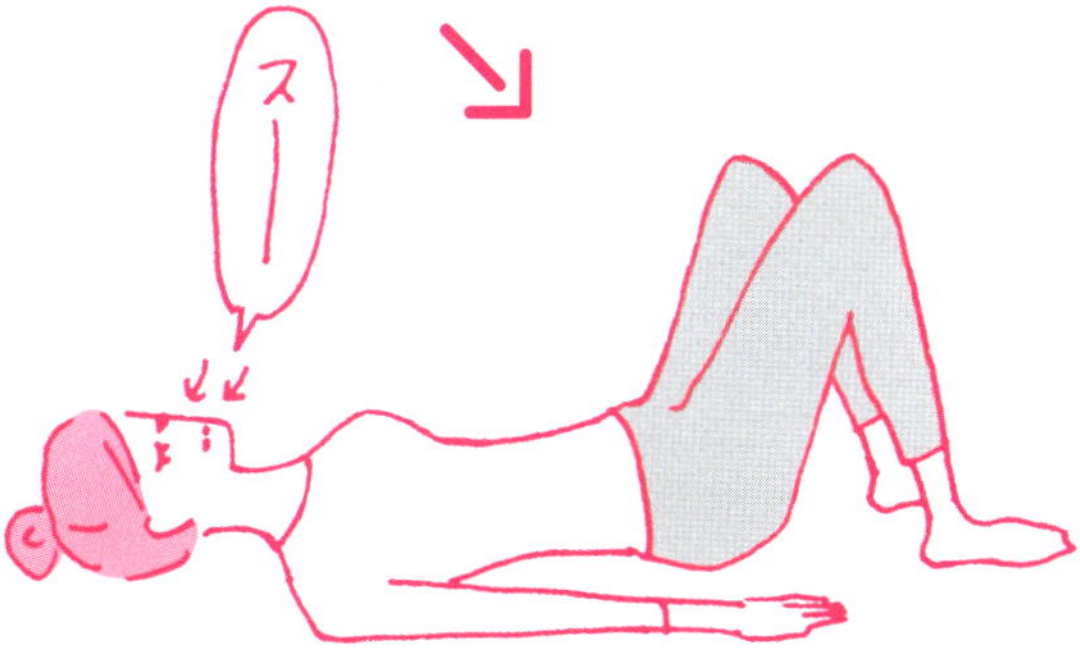

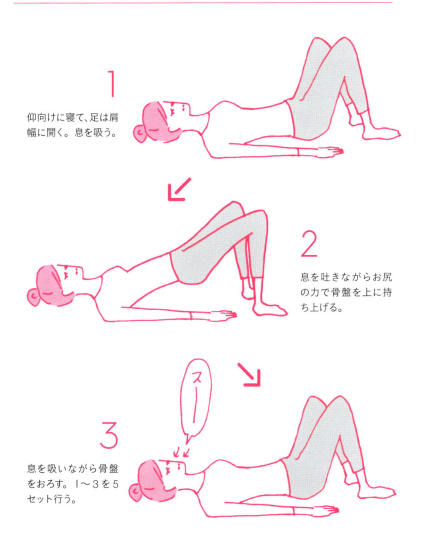

エクササイズ7

背骨のカーブを調整するストレッチ

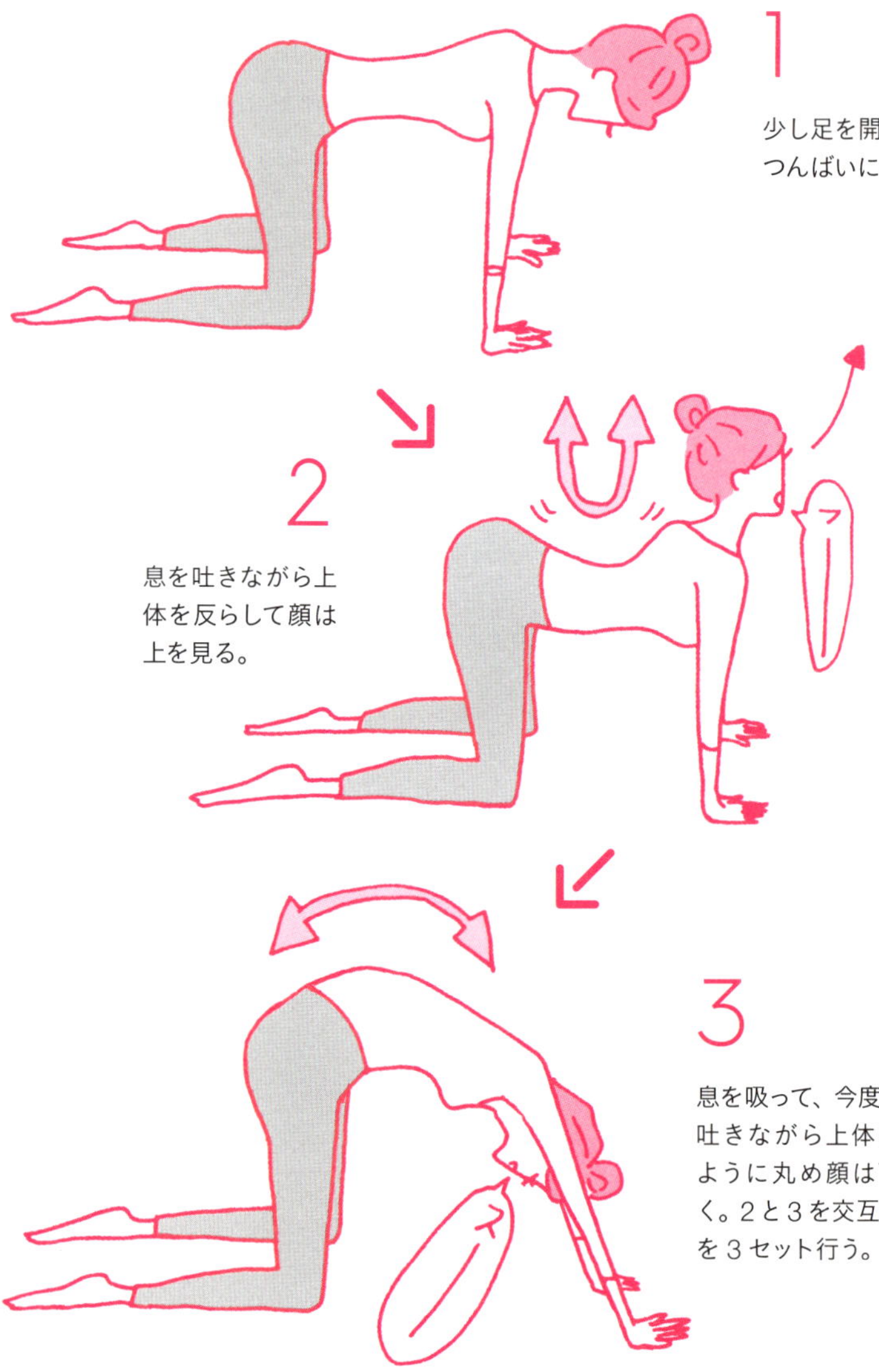

1

少し足を開いて四つんばいになる。

2

息を吐きながら上体を反らして顔は上を見る。

3

息を吸って、今度は息を吐きながら上体を猫のように丸め顔は下を向く。2と3を交互に5回を3セット行う。

エクササイズ8 股関節を調整し、ヒップアップもするエクササイズ

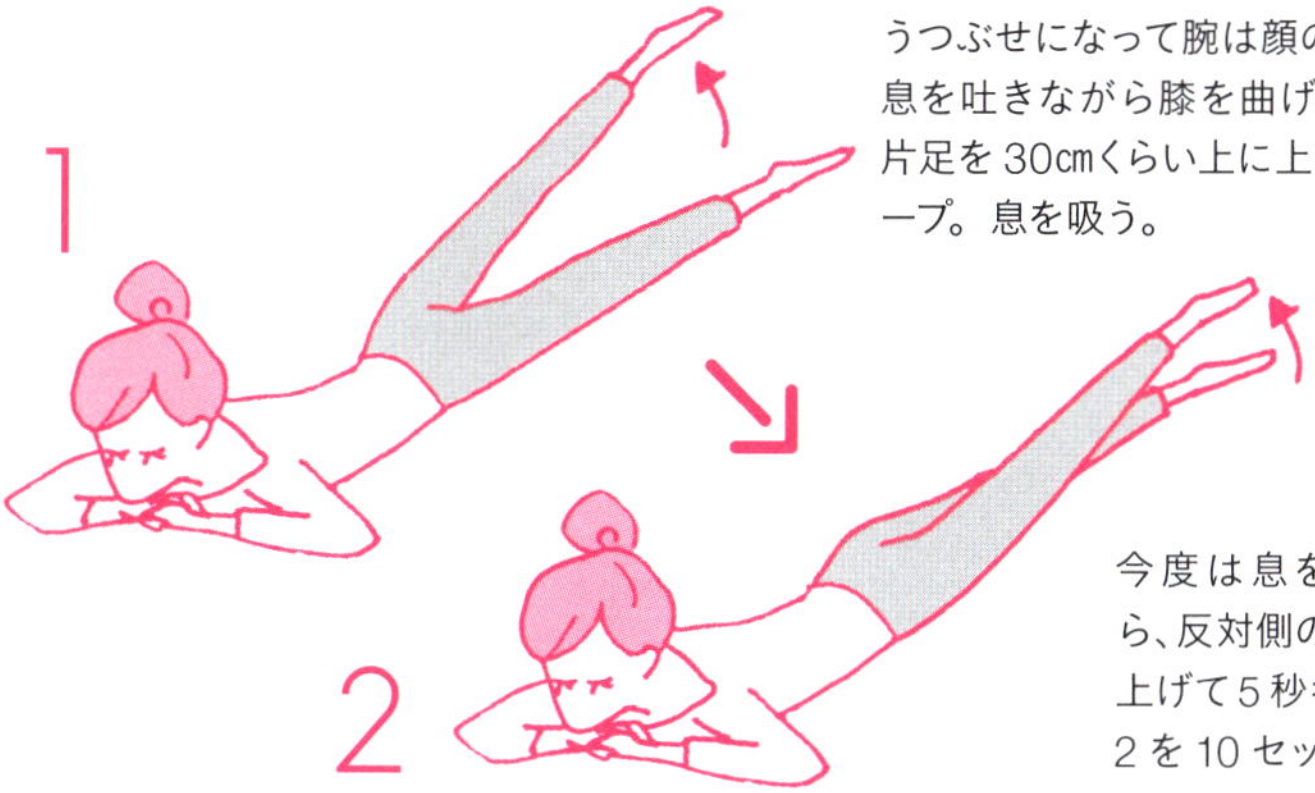

うつぶせになって腕は顔の下で組む。息を吐きながら膝を曲げないように片足を30㎝くらい上に上げて5秒キープ。息を吸う。

今度は息を吐きながら、反対側の足を30㎝上げて5秒キープ。1〜2を10セット行う。

エクササイズ9 背骨全体を調整するストレッチ

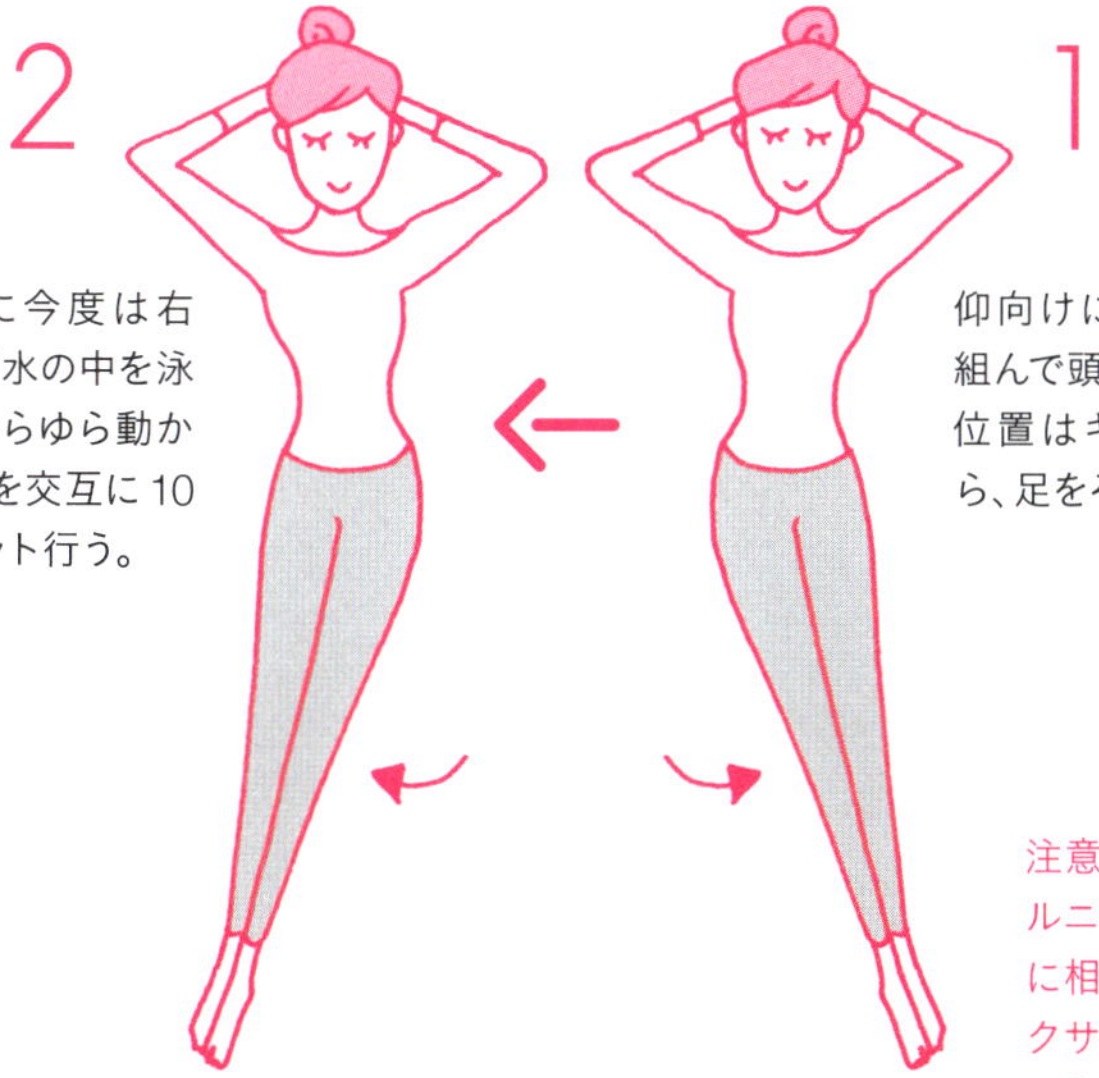

仰向けに寝て両手を組んで頭の下へ。頭の位置はキープしながら、足をそろえて左へ。

同じように今度は右へ。金魚が水の中を泳ぐようにゆらゆら動かす。1と2を交互に10回を3セット行う。

注意：頸椎症、ヘルニアの方は医師に相談してからエクササイズを行ってください。

Note

首と手のケア

パーツケアと言えば、首の前側もまた年齢が出やすい場所と言われます。首はその他の肌より皮膚が薄く、特に肌の本体である真皮層が薄いのです。土台が衰えやすいので、加齢が最初に出やすいわけです。

しかも汗腺だけは多く、あせもなどのトラブルは起こしやすいので、やっかいですね！　私は、首も顔と地続きと考えて顔と同じスキンケアをします。寝る前は特に首ケアは欠かせないです。そして枕の高さが高すぎると首にシワができやすいので、やや低めにしています。筋トレとしては顔を上に上げて下唇を突き出す「アイーン」で鍛えられます。

手も意外と見られているので、気になるところですよね。光老化がとても出やすいところなので顔にサンスクリーンを塗ったついでに、必ず手の甲にも塗ることを決めておくといいと思います。爪も椿オイル等で時々マッサージしてあげてください。

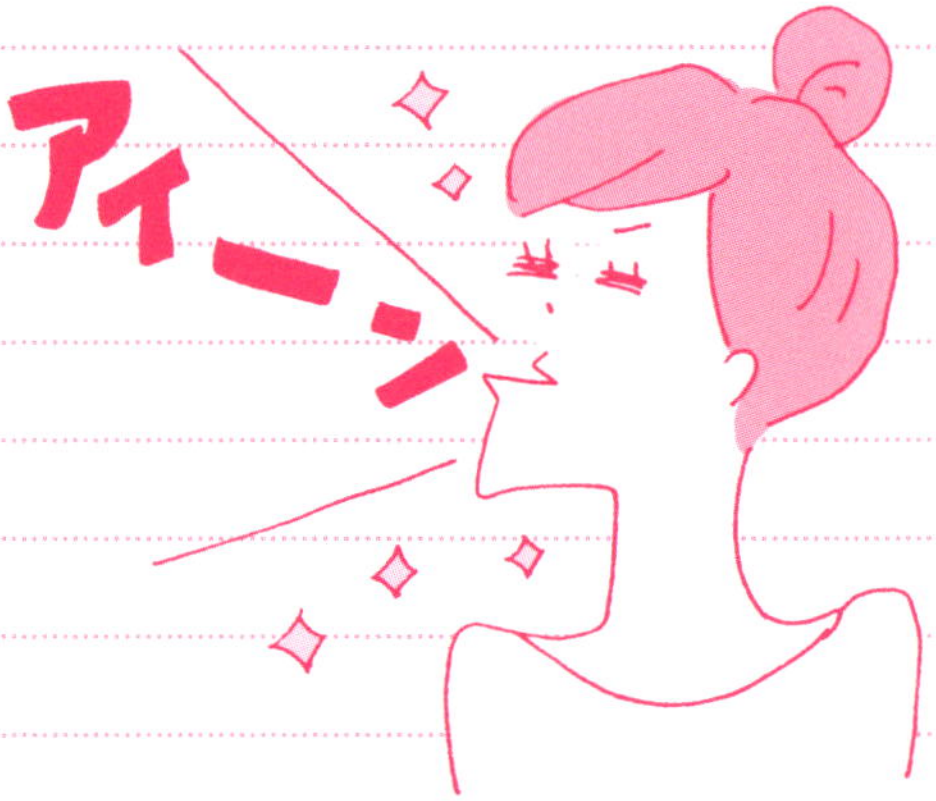

第8章

ホルモンバランス

「ナチュラルアンチエイジング作戦」の締めくくりは、やっぱりこれです「ホルモン」。体の中には100種類以上のホルモンがありますが、その中から女性をキラキラと美しく見せてくれる「女性ホルモン」を筆頭に、若返りホルモンである「成長ホルモン」、ホルモンの王様「DHEA」を増やす作戦についてお話しします。

ホルモンって何？

ホルモンの語源はギリシャ語で「刺激するもの」という意味です。**ホルモンは私たちの体の中でごくわずかの量でありながら、いろいろな情報を伝え、働いてくれている物質**のことで、体の中には100種類以上のホルモンが見つかっています。

ホルモンは脳下垂体や副腎、卵巣、甲状腺、膵臓、消化管など体のあちこちでつくられています。ホルモンはそれぞれが違う働きをしていて、消化吸収、循環、呼吸、免疫、代謝などの体の調節を行っています。例えば女性ホルモンのエストロゲンなどは一生でスプーン約2杯というくらいの、ごくわずかな量で強い効果があるので、常に一定量に保たれるように体内で調節されています。多すぎても少なすぎても体によくありません。

そして、ホルモンが作用する細胞には、ホルモンを受け取る受容体があります。**ホルモンには、女性を女性らしくしたり、肌のハリを高めたり、ストレスから体を守ったり、よく眠れたり、幸せを感じさせたりなど、いろいろな働きと種類があります**。

成長ホルモン

成長ホルモンは、成長期が終わっても一生分泌され続けるホルモンです。**骨の伸長、筋肉の成長、血糖値の安定、代謝の促進、免疫力の回復、精力増進、睡眠の質の改善など、あらゆる若返りに効果がある**ことがわかっています。20代から分泌は減っていき、30代では思春期の4分の1から3分の2に、40代は5分の1から2分の1に、60代では10分の1から3分の1にまで減ってしまいます。しかし**成長ホルモンは努力次第で若者と同じくらいの分泌量にできる**ことがわかってきました。成長ホルモンを回復させた高齢者は、皮膚の厚さが7・1%増加し、66%以上の方が肌のきめ細かさや弾力性が回復したと言い、61%の方のシワが減り、38%の方に新しい髪が生えたそうです。

スクワットなど下半身の筋肉に負荷をかけるトレーニングをすると、成長ホルモンを大量に出すことができます。トレーニングで筋肉の中に「乳酸」や「一酸化窒素」がたくさん蓄積しますが、これらの物質が脳下垂体を刺激して、大量の成長ホルモンが分泌されるのです。

成長ホルモンの分泌を促すには? スロースクワット

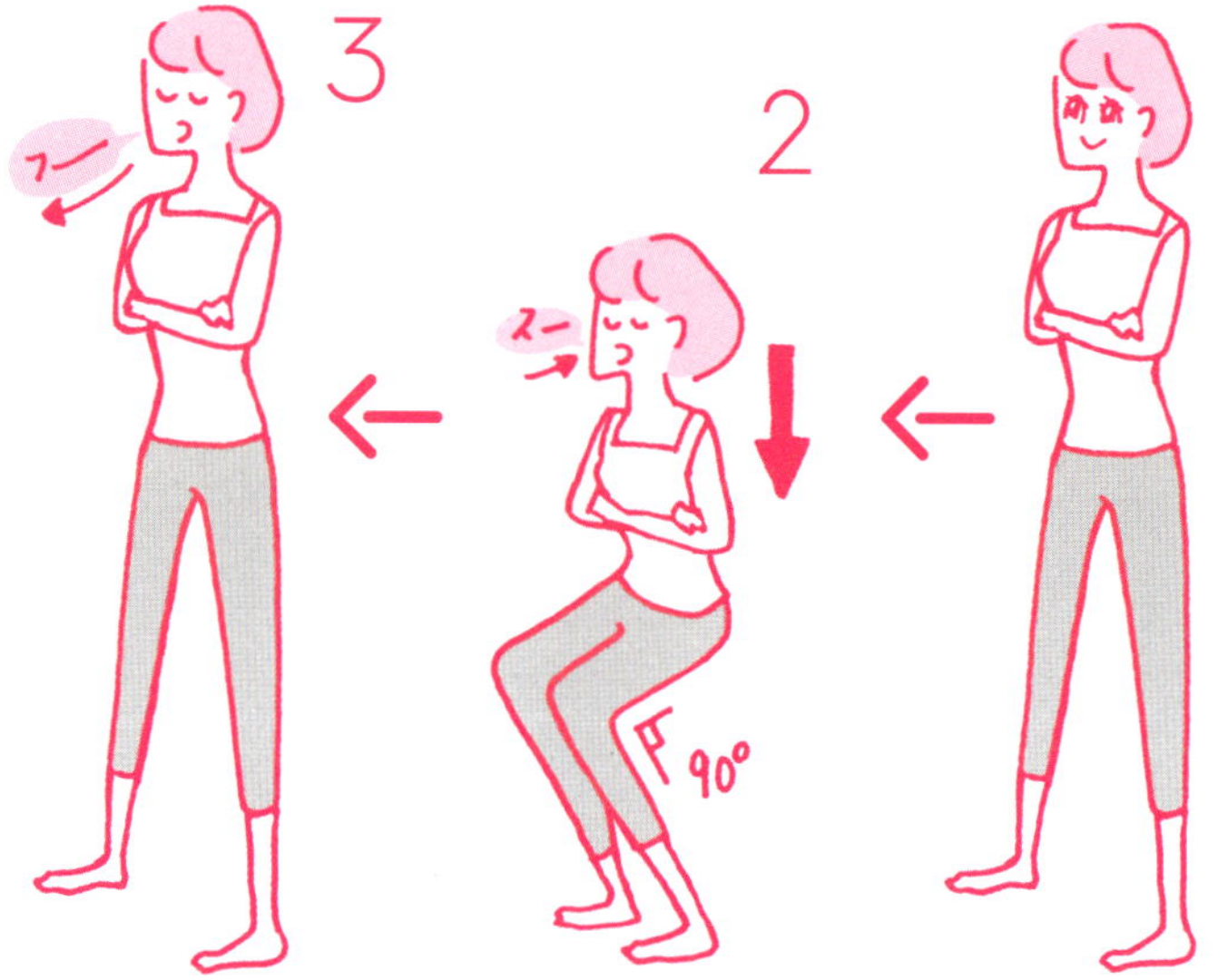

足を肩幅に開いて、背筋を伸ばして立つ（手は前で組んでも、横に沿わせてもどちらでもOK）。

5秒かけて、息を吸いながら膝を90度まで曲げる。

また5秒かけて息を吐きながら元に戻す。これを20回ほど繰り返す。

成長ホルモンを増やす食べ物や生活習慣

アミノ酸のアルギニン、オルニチン

アルギニン：湯葉、鰹節、高野豆腐、きな粉、大豆、ごま、しらす干し、マカなど
オルニチン：しじみ、キハダマグロ、ヒラメ、えのきだけ、ブナシメジなど

空腹をしっかり感じること

食事のリズムはある程度一定のほうがいいですが、空腹をちゃんと感じてから次の食事をとりましょう。空腹時には成長ホルモンが通常時よりも多く分泌されています。

質の良い睡眠

成長ホルモンの70%は睡眠中に分泌されますので、質の良い睡眠をしっかりとりましょう。寝る3時間前までに食事を済ませ、6時間以上の睡眠を確保！

2つの女性ホルモン

女性ホルモンには生理後の2週間に働いているエストロゲンと生理前の2週間に働いているプロゲステロンとがあります。エストロゲンは女性が女性らしくいるためのホルモンで、お肌にハリとうるおいを与え、髪を美しくします。エストロゲンには骨の破壊を防いだり、コレステロールを低下させたり、動脈硬化を防ぐ働きもあります。

プロゲステロンは排卵後に分泌され、妊娠を維持させる方向に働くので、水分を保持させ、皮脂を増やし、食欲の増進に働きます。だから生理前にはむくみやすく、ニキビができやすく、食べすぎてしまうんですね。

女性ホルモンのバランスがどうなっているのかを見るには、基礎体温を測ることがおすすめです。低温期が3週間以上ある人はエストロゲンの分泌が少なくなっている可能性があり、高温期が10日未満の場合はプロゲステロンの分泌が少なくなっている可能性があります。低温期の平均と高温期の平均の差が0・3℃未満という方は、無排卵月経の可能性があります。

卵巣のアンチエイジング

女性ホルモンを分泌しているのは卵巣の中の卵胞です。女性は、生まれた時にすでに卵巣の中に原子卵胞を２００万個くらい持って生まれ、これが初潮を迎えた頃から、毎月卵子に育って排卵し、卵胞は毎月数百個くらいずつ減少していきます。年齢を重ねるにつれて卵胞の数は減り、決して新しく増えることはありません。

最近は結婚年齢も出産年齢も高齢化していますが、卵胞も自分の年齢と同い年であることを忘れないように。子どもが欲しいという方は、やはりできるだけ早めに産んだほうがいいと思います。卵巣年齢とは主に原子卵胞があとどのくらい残っているかということですが、いくらたくさん残っていても老化した卵胞では妊娠率も低くなります。**30代後半から卵胞の数が減ってくるとともに、卵巣の老化が始まっていますが、これにともなって女性ホルモンの分泌も減少します**。

卵巣というのはエイジングが進みやすい臓器と言われますが、できるだけ大切に若々しく保ってあげたいもの。そのためにできることをご紹介します。

メラトニンには卵巣の保護作用もある

より良い睡眠に必要なホルモンのメラトニンには、卵巣を保護する作用もあるそうです。メラトニンはセロトニンを原料に体内でつくられるので、朝は太陽の光を浴び、腹式呼吸、ウォーキングをしたりして、しっかりセロトニンを分泌しましょう。

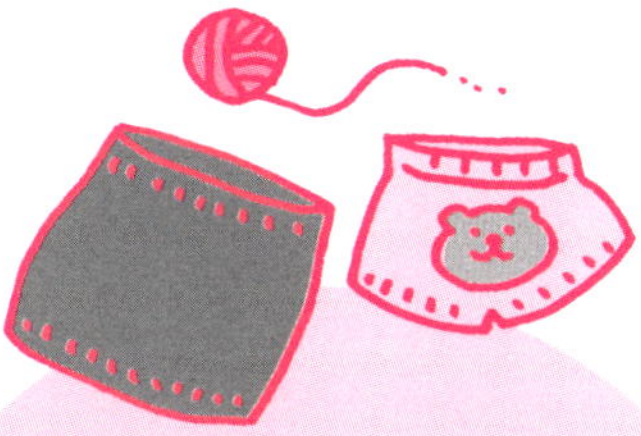

体を温める！ずっと座らない！

骨盤内の血流が悪いと、卵巣や子宮の老化を促進します。冬は特に毛糸のパンツや腹巻などで、骨盤周辺を冷やさないようにしましょう。ただ、ガードルなどリンパや血管を締め付ける下着は逆に血流を阻害することもあります。イスに座りっぱなしというのも、骨盤内の血流を悪くします。仕事中でもできれば1時間に一度は立ち上がって歩きましょう。

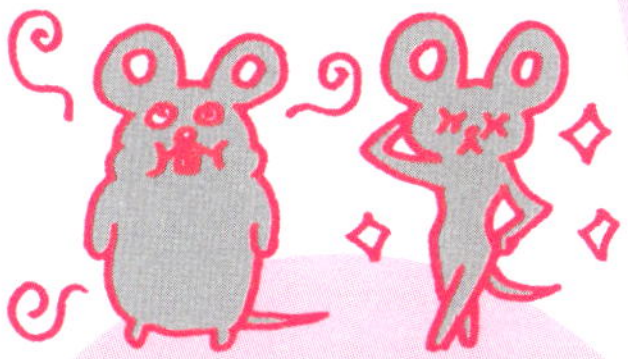

カロリー制限

総摂取カロリーを通常の70％に制限したエサを与えたマウスは、好きなだけエサを食べたマウスより、高齢でも卵子の数や受精率が若いマウスと同じになったという実験結果を見たことがあります。人間では腹八分目。食べすぎは良くないですね。

AGE、酸化ストレス、成長ホルモン、DHEA

糖化で増えるAGEですが、卵巣機能障害の原因にもなっています。そして活性酸素は卵巣にもダメージを与えます。抗酸化物質や、成長ホルモン、DHEAは卵巣をエイジングから守ってくれる働きもあります。

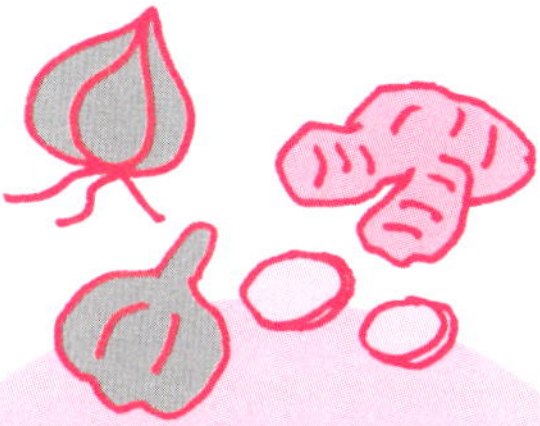

体を温め、血流を良くする食べ物を食べる！

根菜類や、味噌汁、ねぎ、玉ねぎ、ニラ、シナモン、にんにく、黒ごま、生姜などが体を温める食べ物だと言われています。中医学や漢方で卵巣の働きを良くすると言われているのがウナギ、ホタテ、あさり、サザエ、山芋、オクラ、松の実、クコの実、クルミ、きくらげ、黒豆などです。

エストロゲンのためにできること

女性ホルモンは卵巣で育つ卵胞から分泌されています。原始卵胞は200万個くらい持って生まれてきますが、どんどん排卵しますし、加齢とともに減って、卵の質も落ちます。40代半ばになると、どうしても分泌が減っていき、やがて閉経します。

エストロゲンは美容のためにも妊娠のためにも素晴らしい役割を持つ女性ホルモンですが、早い初月経と遅い閉経や少子化などでエストロゲンにさらされる期間が長いと、今度は婦人科系がんになるリスクが増えます。でも女性ホルモンが急にガクンと落ちると更年期障害による不快症状が出ますし、若くてもホルモンバランスが悪くて生理不順になる方もいます。女性ホルモンを出せ！　という指令を送る脳の視床下部は自律神経のコントロールもしているので、**ストレスの影響を受けやすい傾向にあり、卵巣機能が衰えていなくてもホルモン分泌が悪くなることもあります**。

植物には体内でエストロゲンのように働く物質を持つものがあります。ピンチの時はこうしたフィト（植物）エストロゲンの力で乗りきりたいですね。

レッドクローバー

花の色が濃い赤紫色をしているハーブです。イソフラボンが含まれ、補うだけではなくエストロゲンの過不足を調整できます。ハーブティーで飲むのがマイルド。

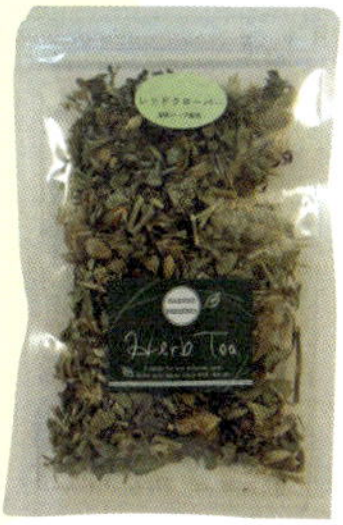

レッドクローバー
¥1,000＋税(落合ハーブ園)

マカ

ペルーのパワーフードです。アミノ酸のアルギニンが多く、成長ホルモンをつくるほか、ホルモンバランスを良くします。男性にも女性にもいい植物です。摂る場合は粉末をスムージーに入れるかサプリを飲みます。

大豆イソフラボン

大豆が成長すると芽になる部分に多く含まれるフィトエストロゲン。納豆、豆腐、油揚げに多いですが、味噌もイソフラボンが吸収しやすい形になっているのでおすすめ。

黒ザクロジュース

イランの一地方でしか育たない品種で、表皮が真っ黒で実が大きく種皮が薄く種子が多いです。植物性のエストロゲンを含むのは種ですが、渋味の少ない黒ザクロは種ごと搾ってジュースにできるのがすごいです。

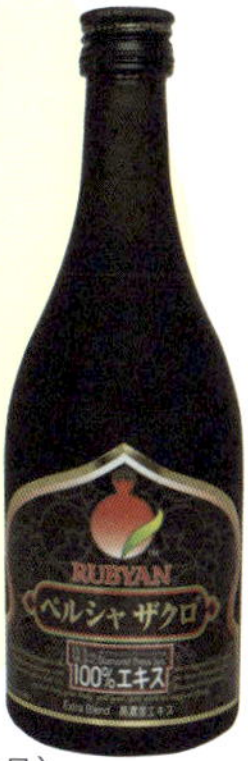

ルビアンペルシャザクロ
Extra Blend エキス
（高濃度 100%）
¥8,500＋税（ペルシャザクロ薬品）

吉野葛

葛の根を粉にしたでんぷんですが、イソフラボンの一種であるダイゼイン、ダイズイン、プエラリンが含まれています。サポニンも多く血流を良くします。葛湯にして飲みましょう。

シャタバリ

インドのハーブで「100人の夫をもつ女性」という意味があります。フィトエストロゲンと、早期老化を防ぐ滋養成分を持ちます。サプリメントが出ています。

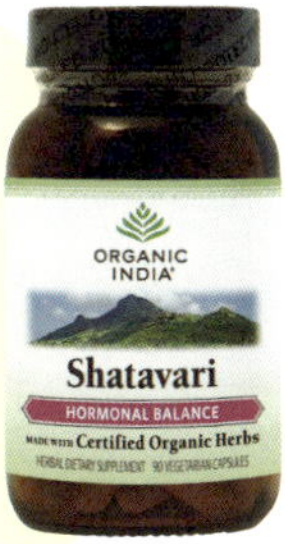

オーガニックインディア
シャタバリ サプリメント
¥2,576＋税（PRASANNA）

エストロゲンの分泌を助けてくれる精油

クラリセージ、ダマスクローズ、ゼラニウム、フェンネル、スターアニス、バジル、イランイランの精油が有効。生理後にアロマテラピーしましょう。

プロゲステロンのためにできること

排卵後生理前の2週間に働くプロゲステロン。黄体ホルモンとも呼ばれます。

エストロゲンばかり話題にされがちですが、最近この**プロゲステロンの大切さが注目されています**。乳がん、高血圧、体脂肪増加、子宮筋腫、更年期障害などエストロゲンの増減が関連すると言われてきた症状も、実はプロゲステロンの減少によって、エストロゲンとの不均衡が起こることが原因なのではないかと言われはじめているのです。**基礎体温で高温期が10日未満の方はプロゲステロンの分泌低下かも？**

生理前に起こるイライラや過食などを引き起こすPMSも、必ずしもプロゲステロンの過剰分泌が原因ではなく、エストロゲンの過剰分泌や、プロゲステロンの不足、あるいは両方が一気に減少することなど、いろいろな理由があるとされ、プロゲステロンを増やすと解決する場合もあるようです。

プロゲステロンは子宮筋腫の抑制にも働いてくれます。ただし活発になりすぎると、下痢や、過剰な皮脂、それによるニキビなどの症状が出るので、バランスを見ることが大事です。

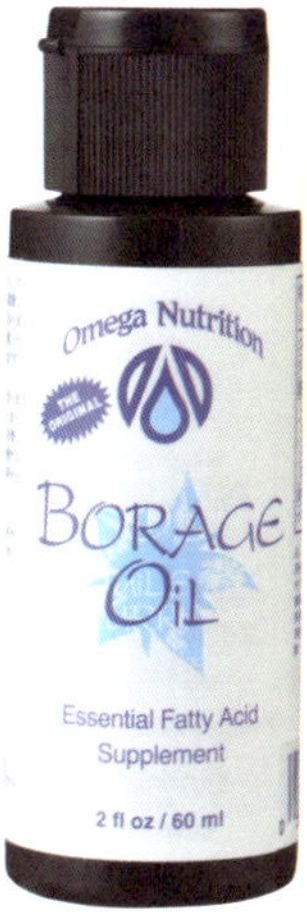

ルリジサ油（ボラージオイル）
¥2,380＋税（アトワ）

ボリジオイル

ＰＭＳに悩む方の中には血中のγ-リノレン酸濃度が低い方がいます。こういう方にγ-リノレン酸を約20％含むボリジ油（別名ルリジサ油）が有効。1日小さじ1/4～1杯をそのまま飲んで。冷蔵庫保管。

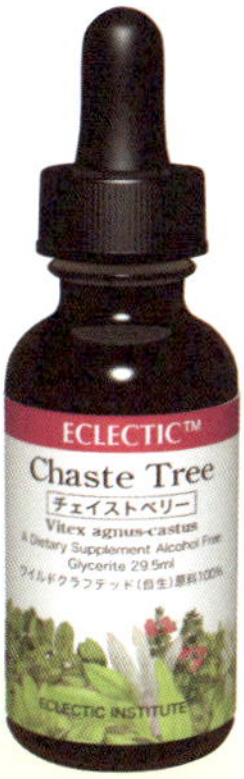

チェイストベリー
¥3,500＋税
（ノラ・コーポレーション）

チェストツリー

薄青やピンクの花を咲かせる落葉樹の果実で、プロゲステロンの分泌を正常化する働きがあると言われています。黄体機能不全からくる不妊症や月経不順、PMS、ニキビ、イライラ、更年期障害などに効果があるとして、ヨーロッパでは古くから薬用植物として使われています。生理前の２週間の黄体期にハーブチンキなどで摂るのがいいでしょう。

ビタミンE

ビタミンEの多い食べ物を食べるとプロゲステロンが適度に活性化します。それだけでなく更年期障害のホットフラッシュや膣の乾燥も軽減することがわかってきています。アーモンド、松の実、モロヘイヤ、ウナギ、かぼちゃ、とんぶりなど

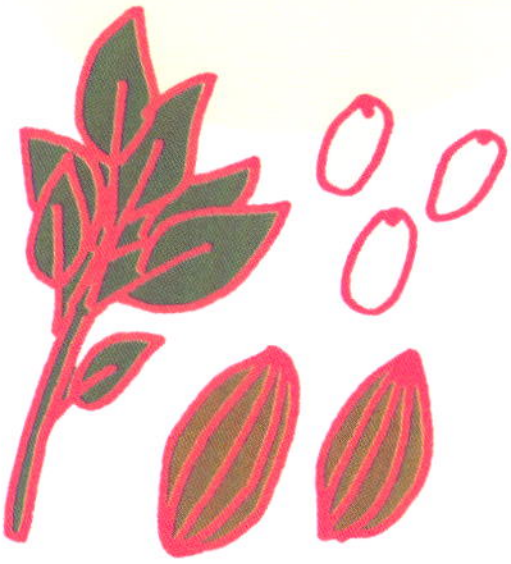

ワイルドヤム

ヤム芋はワイルドヤムとも呼ばれるプロゲステロンの前駆物質のジオスゲニンを含むヤマイモの一種です。更年期の方にも。

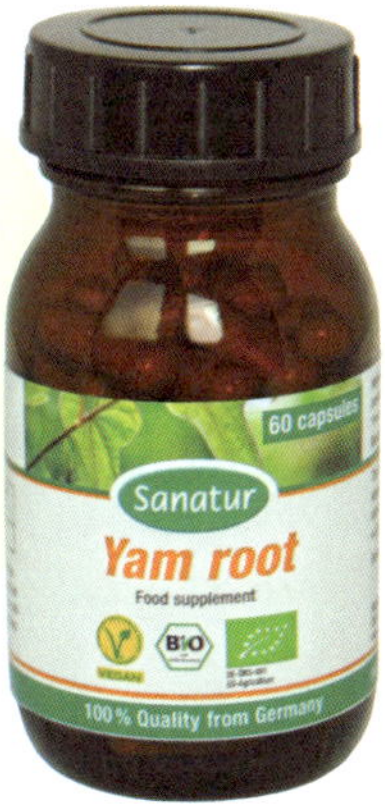

オーガニックワイルドヤム
¥7,000＋税
（ケーツー・インターナショナル）

乳製品と肉のこと

アメリカやカナダ、オーストラリア、ニュージーランドなど主要な牛肉輸出国では、天然型と合成型の肥育ホルモンが肉用牛の肥育を早めるために使用されています。肥育ホルモン剤を使うと、肉の量が増え、肉質が柔らかくなり、成長が早まり飼料の節約ができます。また、ラクトパミンという薬剤は家畜の体重を増やしたり、赤身の肉の割合を増やすために約20か国で使用されています。ラクトパミンは豚に薬害が出ていますが、2011年に上海でラクトパミンが残留した豚肉を食べ300人が中毒を起こすという事件もあり、人体にも有害だと言われています。

日本の畜産でも、1960〜1990年代まで天然型の肥育ホルモンが使用されていましたが、1999年には承認が取り下げられ、こうした肥育目的で肥育ホルモンを使用することは現在禁止になっています。日本で現在許可されているのは家畜の繁殖障害の治療や、人工授精時期の調節などの目的に使用されるものだけです。ラクトパミンの使用も、日本の畜産では現在使用が認められていません。日本は国内の畜産では認めていないのに、輸入食肉には認めているというダブルスタンダードを取っているのです。

米国産牛と和牛のエストロゲン濃度は脂身で140倍、赤身部分で660倍違ったという研究調査を見たことがあります。**日本では乳がんや子宮体がん、大腸がん、前立腺がんなどの「ホルモン依存性がん」が増加していますが、こうした牛肉を輸入禁止にしたEU諸国では乳がんの死亡率は下がっています**。私も週に1度か2度は少量の肉を食べるようにしているのですが、遺伝子組み換えでないエサの、抗生物質の使用がない国産の肉か、グラスフェッドのオーガニックミートを選んでいます。

また乳製品ですが、乳牛は効率重視のために搾乳時期と妊娠期間が重なっていることが多く、牛乳中のエストロゲンも通常より増えています。また、牛乳中に含まれるIGF-1という成長因子は子牛を早く大きく成長させるために必要ですが、人間にとっては早発月経、乳がん、大腸がん発症リスクとの関連が指摘されています。アメリカ産の場合は遺伝子組み換え成長ホルモン rBGHが使われていることもありますが、これによってもっと乳がんや大腸がんが発生しやすくなるとも言われています。乳糖を構成するガラクトースも老化を促進し、寿命を縮めるというデータもあるので、私は乳製品は摂らないようにしています。

ホルモンの王様ＤＨＥＡと老けホルモンコルチゾール

副腎から分泌されているホルモンに、ＤＨＥＡとコルチゾールがあります。ＤＨＥＡはそれ自体は、弱い作用の男性ホルモンの一種ですが、これをもとに女性は女性ホルモン、男性は男性ホルモンに変換するので、ホルモンの王様的存在だと言われます。

閉経までは女性ホルモンのほとんどは卵巣で分泌されていますが、閉経前後から急激に減っていき、そのあとは卵巣ではなく、副腎から分泌されるこのＤＨＥＡのサポートを受けることになるのです。しかしながら卵巣からの女性ホルモンほどではないですが、ＤＨＥＡも加齢で減って40代では20代の半分の量となりますので、できるだけ分泌を上げたいところです。ＤＨＥＡは努力次第で20代と同じ量になった例もあります。

一方、同じ副腎から分泌するホルモンでコルチゾールというものがあります。ストレスホルモンとも呼ばれ、強いストレスが続くとそれと戦うために、血糖値や血圧を上げ、脈拍を上昇させ、炎症を抑えます。ストレスがかかった時に頑張れるのはコルチゾールのおかげです。

ただ、コルチゾールは美容健康に嬉しくない爪跡も残します。ニキビができやすくなり、免疫力を低下させ、アレルギーを悪化させ、むくみやすくなります。高血圧や糖尿病を引き起こしやすくし、脳に「お腹がすいています」という間違った信号を送り、脂肪を蓄えやすくし、筋肉が減ってお腹や顔を太らせます。一番怖いのは過剰なコルチゾールが、脳神経を破壊すること。「海馬」という記憶に関する脳の部位の細胞や神経の減少をもたらし、委縮させるのです。うつにもなりやすくなります。

もう1つアンチエイジング的にまずいのがコルチゾールが高血糖を起こし「糖化」を促進してしまうということ。さらにですね、コルチゾールは若返りホルモンの成長ホルモンやＤＨＥＡを抑制してしまう働きがあるんです。**強い作用がある分、過剰に分泌されると副作用があるので、死のホルモン、老けホルモンとも呼ばれるんですね**。

しかし、ご安心ください。ここでＤＨＥＡの再登場です。ＤＨＥＡは同じ副腎皮質ホルモンであるコルチゾールを抑制するという側面があります。急激に増えたコルチゾールを元のレベルに下げるように働いてくれるのです。

美容のためにはコルチゾールをできるだけ減らし、逆にＤＨＥＡを増やすこと。そしてＤＨＥＡが増えれば、自動的にコルチゾールも抑制できるという相互関係があるのです！

コルチゾールを減らすために

① 腹式呼吸法

コルチゾールが絶好調な時は、交感神経がスーパー優位になっている時です。そんな時、自分で意識的に自律神経をコントロールできるのは呼吸。吸う時は交感神経が働き、吐く時は副交感神経が働くので、長く吐く深い呼吸をすると、交感神経を鎮めることができます。

【やり方】

1、2、3と数えて息を鼻から吸い、お腹を膨らませます。次に1、2、3、4、5、6、7と数えている間息を止めます。次に1、2、3、4、5、6、7、8とできるだけ長く息を吐き、お腹を凹ませます。

② アロマテラピー

リラックス作用のある精油の香りを、アロマポットでたいたり、ティッシュに垂らしてポケットに忍ばせたりすると、とても効果的です。

ダマスクローズ、ゼラニウム、真正ラベンダー、メリッサ、マージョラム、ジャスミン、イランイラン、クラリセージ、ローマンカモミール、ベルガモット、サンダルウッド、フランキンセンスなど

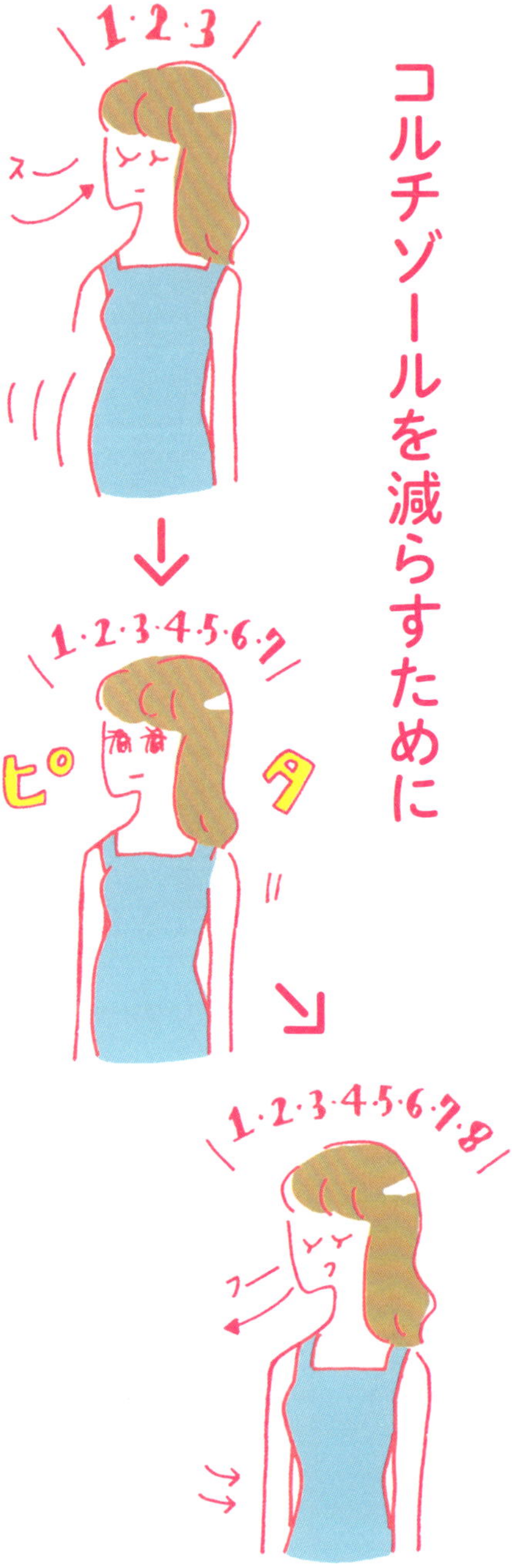

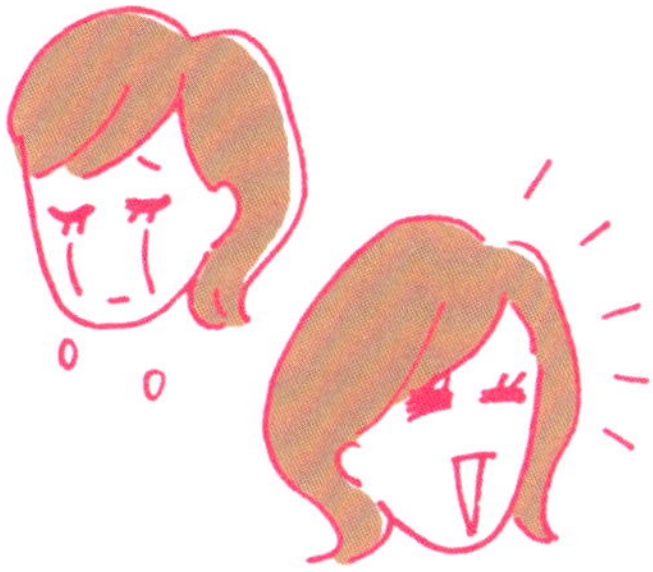

③ 大笑いすることや泣くこと

大笑いするとコルチゾールが大幅に下がり、炎症も抑えられることがわかっています。そして実は泣くことでも同じ効果があります。悲しみ、感動どんな涙でもいいそうです。その他、ぐっすり眠る、好きなことに夢中になることにも同じような効果があるそうです。

④ コルチゾールを抑制する食べ物

ビタミンC

ビタミンCを豊富に含んだ食品は、コルチゾールの分泌レベルを一定に抑えてくれることがわかっています。キウイやイチゴ、赤ピーマンやブロッコリーなど。

亜鉛

亜鉛不足の時にストレスを受けるとコルチゾールの分泌量はさらに増加することがわかっています。私はヘンプナッツを多く摂るようにしてます。

GABA

米ぬかなどに多いアミノ酸ですが、コルチゾールの増加を抑える働きがあります。ぬか漬けの他、トマト、なす、温州みかん、ブドウにも多く含まれています。

カカオ

「テオブロミン」という苦味成分に、自律神経を整える作用があり、リラックス効果がとても高いです。

フォスファチジルセリン（リン脂質）

脳に約60%も含まれている脂質の大部分はリン脂質で、認知機能向上効果が有名ですが、コルチゾールも抑制してくれます。クリルオイルはオメガ3だけじゃなく約40%がリン脂質なので、私はサプリを飲んでいます。

ホーリーバジル

コルチゾールの分泌量を正常に維持する働きがあります。私はハーブティーをよく飲みます。

DHEAを増やすために

① 有酸素運動

運動不足の40代女性で、40分の筋力トレーニングや、週3回のウォーキングを2か月継続したら20～30%もDHEAが増加することが確認されているようです。ただ体を酷使するようなハードな運動では逆に減ってしまいますので気を付けて。

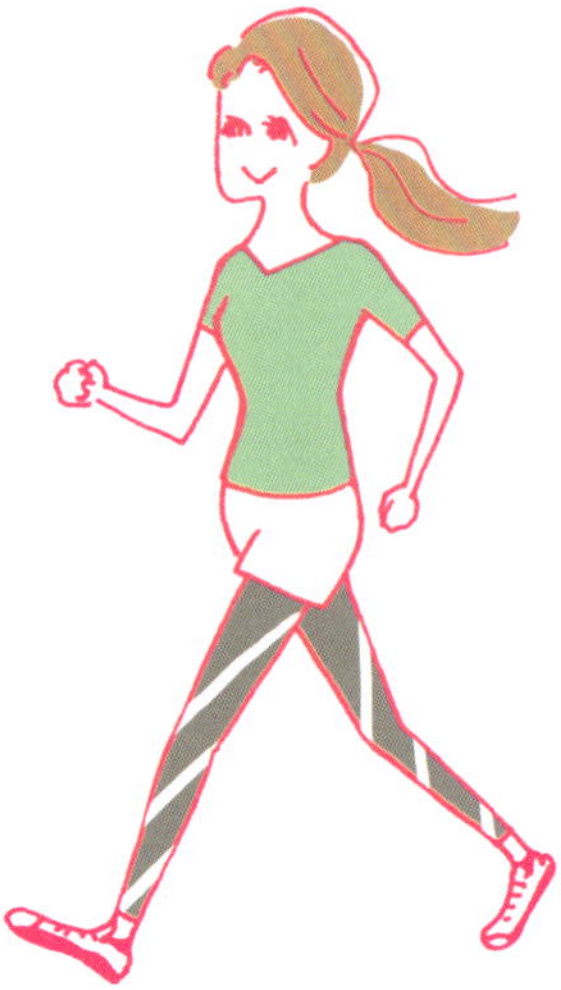

② DHEAを増やす食べ物

山芋

DHEAのサプリは南米の山芋から採取されたジオスゲニンという成分でできているので、同じ成分が含まれる山芋、長芋、大和芋、自然薯なども良いと思います。特に沖縄のクーガ芋にすごく多いです。

オメガ3脂肪酸

亜麻仁油、えごま油、青魚など。

イソフラボン

コルチゾールを合成する酵素の働きをブロックすることでコルチゾールの分泌が減り、一方でDHEAの分泌が多くなるということがわかっています。大豆、吉野葛、レッドクローバーなど。

白トリュフ

DHEAが増えることがわかっています。

副腎の働きを助ける栄養素

マグネシウム、セレン、ビタミンC、ビタミンE、パントテン酸が副腎をサポートします。
海藻、ホタテ貝、果物、アーモンド、アボカド、卵、納豆、干ししいたけなど

❹ アルコールの飲みすぎは禁物

アルコールは脳内 DHEA を減らします。飲みすぎ注意。

❺ 十分な睡眠

睡眠不足は副腎を疲労させ、DHEA 分泌に影響が出ます。約 7 時間の十分な睡眠をとること。

❸ DHEAを増やすアロマ

ローズ、ミモザ、バレリアンの精油の香りを嗅いだり、オイルトリートメントで経皮吸収することでもDHEA の生産量が増加するそうです。

❻ 瞑想

瞑想をすると脳波がシータ波になると言われており、DHEA を増加させます。

【やり方】

❶床にあぐらをかいて座るかイスに座って目を閉じる。手は手のひらを上にして太ももの上に軽くのせておく。

❷ 1 本の糸で吊られているように背筋を軽く伸ばし、ゆっくり鼻から吸ってゆっくり鼻から吐く腹式呼吸を始める。

❸呼吸に意識を集中する。呼吸に集中しきれなくてまわりの音が気になったら「音が気になっているな」と気づき、また呼吸に集中すればOK。

❹何か雑念が湧いても「おなかが減ったと思ったな」とただ気づきます。基本的には過去に起こったことや未来のことは考えず「今」に集中します。でも過去や未来を考えてしまったとしても「過去にとらわれているな」と気づいて、また呼吸に集中すればOK。

❺ 15 分経過したら、ゆっくりと目をあけ、瞑想終了。

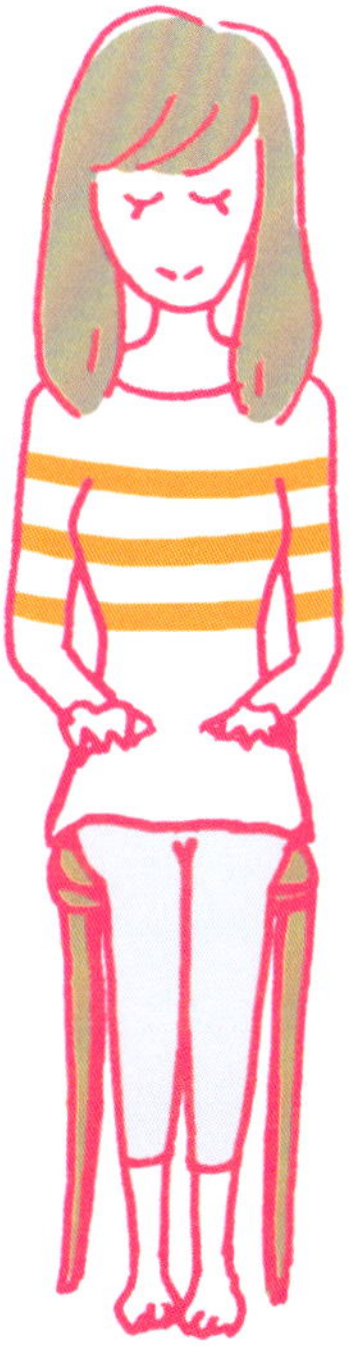

あとがき

「ナチュラルオーガニックで美しく年齢を重ねていきたい！」そんなテーマでコテコテに書き綴ってまいりました。いろいろな方向からアプローチしているので、一見大変なように見えるかもしれませんが、私のアンチエイジング法は実はとてもシンプル。「毒をできるだけ摂らず、さびない（抗酸化）、こげない（抗糖化）、腸に美しいフローラ（お花畑）をつくり、色あせない（ホルモンバランス）！」ってことです。

もう1つここに付け加えるとしたら、あとは心のアンチエイジングでしょうか。

私はよく人に、どんな時もどこか飄々《ひょうひょう》としていると言われます。生きているといろいろなことがありますし、もちろんつらいことも、苦しい出来事もあります。感受性が強いほうなので、泣いたり笑ったり。決してクールにはいられないのですが、それでも生きていることはやっぱり楽しいです。ストレスだと言い出せば、いろんなことがすべてストレスとなりうるのかもしれませんが、起きる出来事は変えられないけど、それをどう解釈してどう感じるかは自分次第。出来事に振り回されるのではなく、意思を持ってきちんと受け取り、前を向いて歩いていきたいと思うのです。

もう1つ大切にしていることは「今ここに生きること」。私たちはついつい過去にこだわったり、未来の心配をして過ごしてしまいがちですが、過去も未来もある意味「幻影」で確かなものではありません。でも、今この瞬間の中には、過去も未来も集約して存在しています。なぜなら、今どう生きるかによって未来は無限大に変わっていきますし、今どう過ごしているかによって、過去の意味合いも変わるからです。

今「ここ」に自分の命があるということ。今「ここ」に生きているということ。そう言っているうちにあっという間に「今」は過ぎていってしまいますが、大切な今を精いっぱい輝かせて、ビューティーエイジングで寿命を全うしたいと思っています。

最後に、素敵なイラストを描いてくださったヤマサキさん、本のデザインをしてくださった後藤さん、8年ぶりにご一緒できた編集の川上さん、そしてここまで読んでくださったあなた、どうもありがとうございました！

2017年4月　勝田小百合

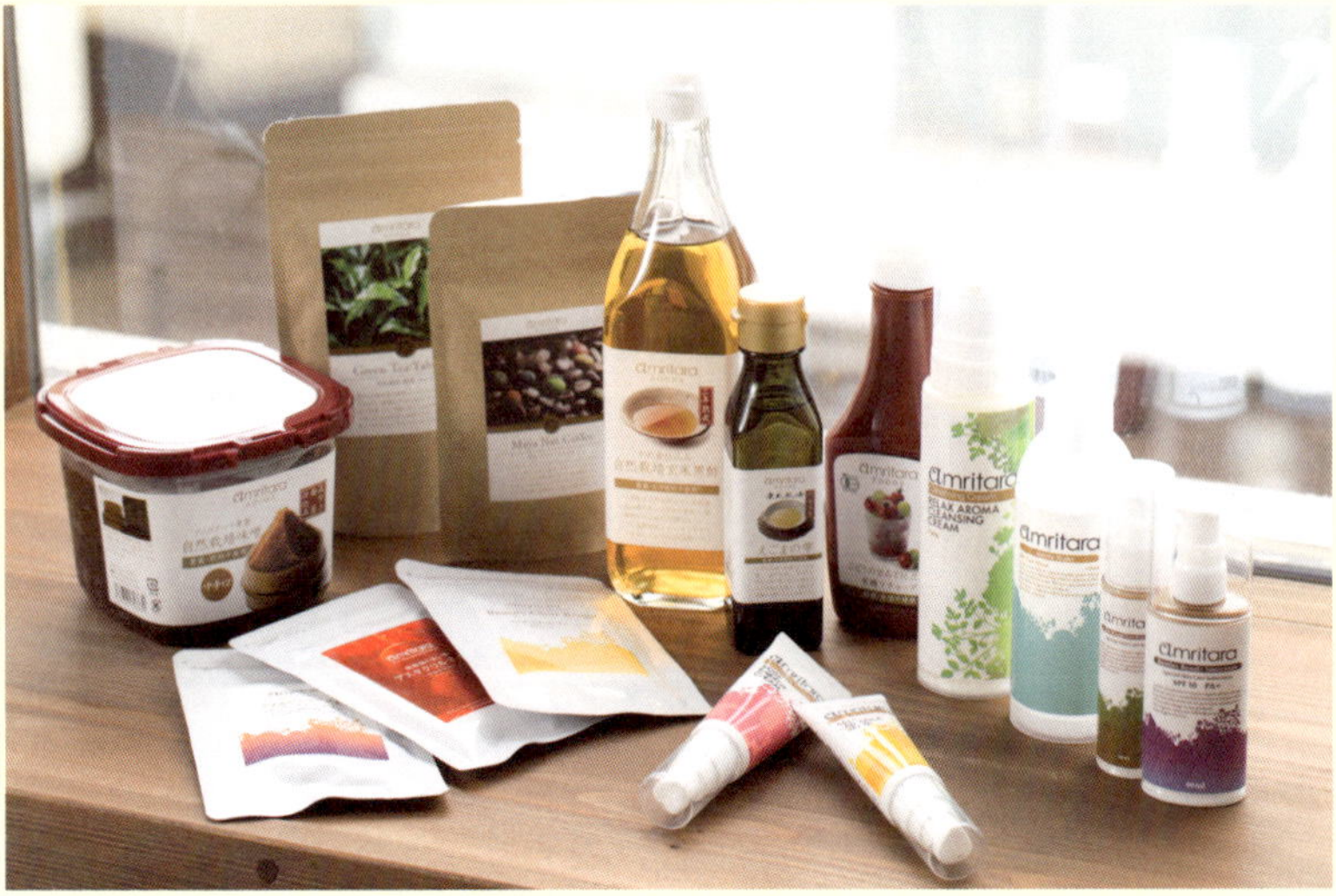

amritara
Organic Cosmetics & Foods

私がプロデュースしているオーガニックブランドです。
お肌のバリアを守るフィトエナジーを活かした化粧品、
昔ながらのもの作りをされている生産者さんに製造いただいた
無農薬原料で作った調味料や食品、
毎日の食事で不足しやすい栄養素を補給できるサプリメントなどがあります。

http://www.amritara.com

SHOP LIST

アサクラ ☎ 0242-26-3712
アトワ ☎ 022-716-7538
amritara 0120-980-092
エッセンチア 011-633-3734
落合ハーブ園 ☎ 055-976-6061
グリーンノート ☎ 03-3366-9701
ケーツー・インターナショナル
☎ 086-270-7570
健草医学舎 0120-558-446
サンバリア 100 http://uv100.jp/
七城町特産品センター（菊池まるごと市場）
☎ 0968-25-7777
角谷文治郎商店 ☎ 0566-41-0748
茶々 0120-987-194
nanadecor ☎ 03-6434-0965
ニールズヤード レメディーズ 0120-554-565
ノラ・コーポレーション 0120-87-8611
PRASANNA ☎ 092-600-1158
ペルシャザクロ薬品 ☎ 03-3478-7266
marru http://marru.net
メガネのアイガン 0120-313-078
メディカルインキュベーションシステム
☎ 03-6453-8930
LIVING LIFE MARKETPLACE
☎ 098-989-4861

※商品情報は 2017 年 4 月現在のものです。商品の価格や仕様などは変更になる場合もあります。
※店舗や時期によって在庫状況が異なり、お取り扱いしていない場合があります。

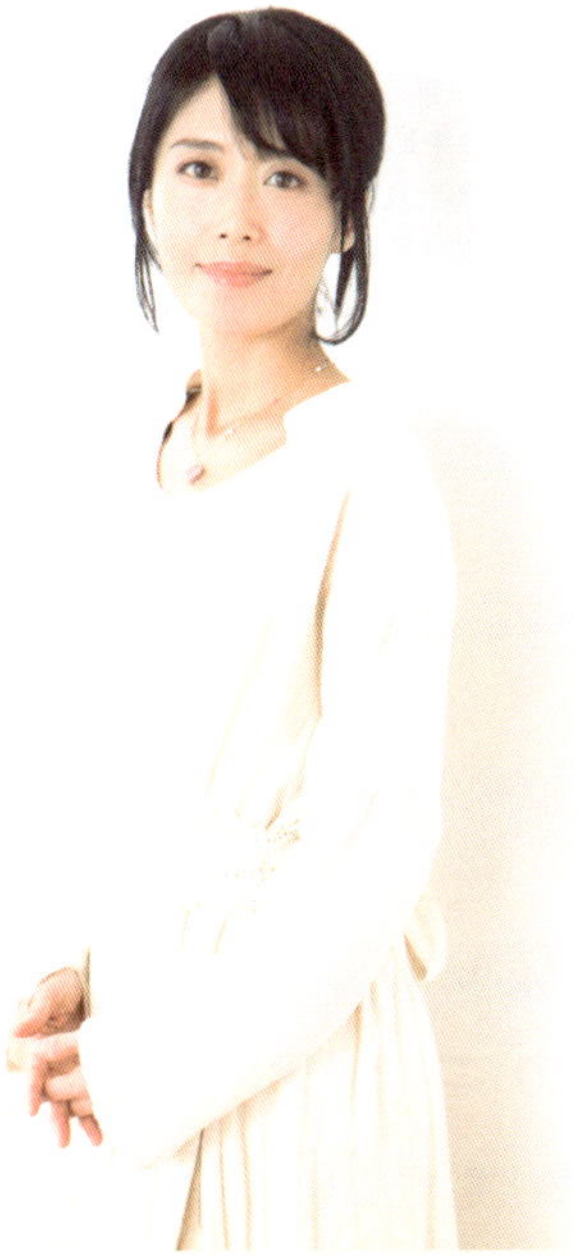

勝田小百合　Sayuri Katsuta

1968年生まれ。カイロプラクター。一児の母。「ナチュラルカイロプラクティック」院長。国産オーガニックブランド「AMRITARA」（アムリターラ）代表兼商品開発担当。
都内にある治療室で多くの女性の施術をしながら、ブログ「アンチエイジングの鬼」で健康美容情報を発信。著書に『アンチエイジングの鬼』、『アンチエイジングの鬼プレミアム』（ともに小社）、『細胞から健康になる魔法』（筑摩書房）、『ナチュラルアンチエイジング』（二見書房）、『やってはいけない老ける習慣』（オレンジページ）などがある。

【参考文献】

『食べなきゃ危険！　食卓はミネラル不足』小若順一・国光美佳 食品と暮らしの安全基金著（三五館）
『体内静電気を抜けば病気は怖くない！』堀泰典（講談社）
『見えない汚染「電磁波」から身を守る』古庄弘枝（講談社）
『「腸の力」であなたは変わる　一生病気にならない、脳と頭が強くなる食事法』デイビッド パールマター（三笠書房）
『一生医者いらずの菌活のはじめ方』辨野義己（マイナビ）
『脳はバカ、腸はかしこい』藤田紘一郎（三五館）
『食べるな。危ない添加物　食品に入れられた有害物質を避けるコツ』山本弘人（リヨン社）
『「糖化」を防げば、あなたは一生老化しない』久保明（永岡書店）
『日本人はなぜ、「薬」を飲み過ぎるのか？』宇多川久美子（ベストセラーズ）
『食べる？　食品セシウム測定データ745』ちだい（新評論）
『身体に必要なミネラルの基礎知識』野口哲典（SBクリエイティブ）
『マンガでわかるホルモンの働き　性別までを左右する不思議な物質の正体とは？』野口哲典（SBクリエイティブ）